二十四节气养生

顺应天时

节气上品,养胃养人!当季鲜食,健康翻倍!

天道

时间岛编辑部 ◎ 主编

江西科学技术出版社
江西·南昌

图书在版编目（CIP）数据

二十四节气养生 / 时间岛编辑部主编 . -- 南昌：江西科学技术出版社, 2025. 7. -- ISBN 978-7-5390-9636-0

Ⅰ . R212

中国国家版本馆 CIP 数据核字第 202524RM50 号

二十四节气养生
ERSHISI JIEQI YANGSHENG

时间岛编辑部　主编

出版发行	江西科学技术出版社
社址	南昌市蓼洲街 2 号附 1 号
	邮编：330009　电话：（0791）86623491　86639342（传真）
印刷	三河市兴达印务有限公司
经销	全国新华书店
开本	787mm×1092mm　　1/32
字数	49 千字
印张	2.5
版次	2025 年 7 月第 1 版
印次	2025 年 7 月第 1 次印刷
书号	ISBN 978-7-5390-9636-0
定价	29.80 元

国际互联网（Internet）地址：http://www.jxkjcbs.com
选题序号：ZK2025153　　赣版权登字：-03-2025-177
责任编辑：郭绪书　杨艺
版权所有　侵权必究
（赣科版图书凡属印装错误、可向承印厂调换）

引言

随着北斗流转，天地吐纳，二十四节气也依序更替着，在华夏大地上写下草木荣枯的诗行。从立春的阳气初萌到大寒的岁暮蕴藏，节气不仅是农耕的刻度，更是天人相应的养生妙方。

本书融合现代视角诠释古人养生智慧：一循天时，详解春韭夏豆秋梨冬菌等应季食俗，让餐桌随节气流转；二合地气，定制如雨水按风市、霜降拍膝窝等节气穴位按摩与导引之法；三养身心，包含春分揉腹、冬至晒背等功法及情志调摄妙方，助您春疏肝、夏静心、秋敛神、冬藏志。书中融汇《黄帝内经》与《本草纲目》精华，结合现代体质学，因人施养。然须谨记，个体禀赋各异，书中所述食养方、按摩导引法及情志建议，具体效果与适用性因人而异，并非普适准则，也不能替代专业医疗诊断与治疗。

愿您顺四时而食，应节气而动，在春生夏长、秋收冬藏中，找回身心原初的平衡与活力。

目录

Contents

第一章	立春	01
第二章	雨水	04
第三章	惊蛰	06
第四章	春分	09
第五章	清明	12
第六章	谷雨	15
第七章	立夏	17
第八章	小满	20
第九章	芒种	23
第十章	夏至	26
第十一章	小暑	29
第十二章	大暑	33
第十三章	立秋	36
第十四章	处暑	39
第十五章	白露	42
第十六章	秋分	45
第十七章	寒露	49
第十八章	霜降	53
第十九章	立冬	56
第二十章	小雪	59
第二十一章	大雪	62
第二十二章	冬至	66
第二十三章	小寒	69
第二十四章	大寒	73

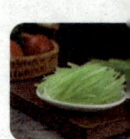
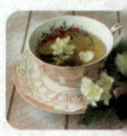
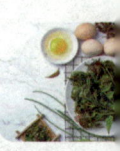
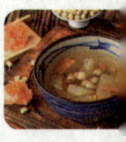

第一章　立春

立春，作为二十四节气之首，依循大自然运行的规律，奏响了春的序曲。天气日渐回暖，大自然在悄然复苏，孕育着新的生机。

人体与天地同频，体内的阳气顺应春的节奏开始升发，推动人体气血的运行。

咬春

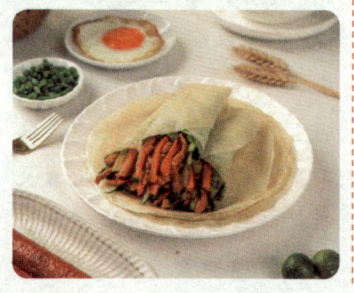

"春日春盘细生菜"，咬春源于晋代吃春盘习俗。春盘又称五辛盘（盘中盛有辛辣味的时令鲜蔬）。古人在立春时，还会将盛有蔬菜、水果、春饼的春盘馈赠亲友。皇家亦很重视立春这一节气，明代《燕都游览志》载："凡立春日，于午门赐百官春饼。"

实火者酌情吃豆芽

若体内阳气郁结，郁久化热，可能出现咽喉干痛、嘴唇干裂、大便干燥、食欲缺乏等症状，此时可适量食用豆芽以缓解不适。豆芽性

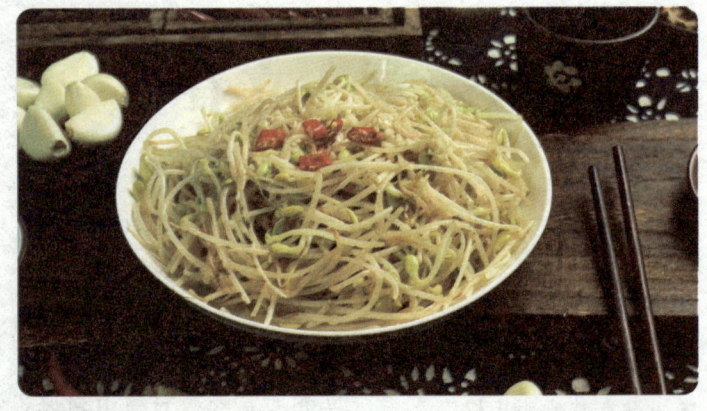

寒凉，可调和体内寒热。

食用豆芽时可少放或不放醋。酸味的东西有收敛的作用，不利于阳气的生发。豆芽的最佳吃法是煮汤或焯水后凉拌，这样既能保留豆芽的鲜嫩爽口，又能发挥其养生功效。

温补肝阳吃韭菜

立春正是顺时调养、培补正气的黄金时节。中医认为，此时养生重在扶助体内初生之阳气。韭菜性温味辛，禀春生之气，作为自然界馈赠的"生发之蔬"，堪称立春餐桌上的养生佳品。民间素有"春韭赛人参"之说。《本草纲目》载其"温中，下气，补虚，调和脏腑"，现代研究亦证实，韭菜富含膳食纤维、维生素及多种微量元素，具有温补肝肾、益精养血之效。然而，韭菜虽好，却并非人人适宜。有腹泻、消化不良症状的人，以及易上火、阴虚内热、有眼病或疮疡的人应慎食或避免食用。

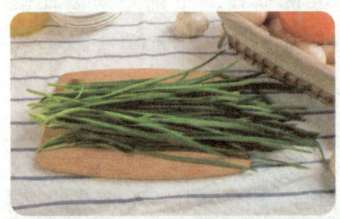

防风邪吃天麻鱼头汤

天麻鱼头汤以其独特的防风邪功效而备受推崇。对风邪引起的头痛、发热等症状有着良好的辅助治疗效果。现代研究也证实，定期食用鱼类，适量饮用鱼头汤，可降低中老年人群患脑卒中的风险。

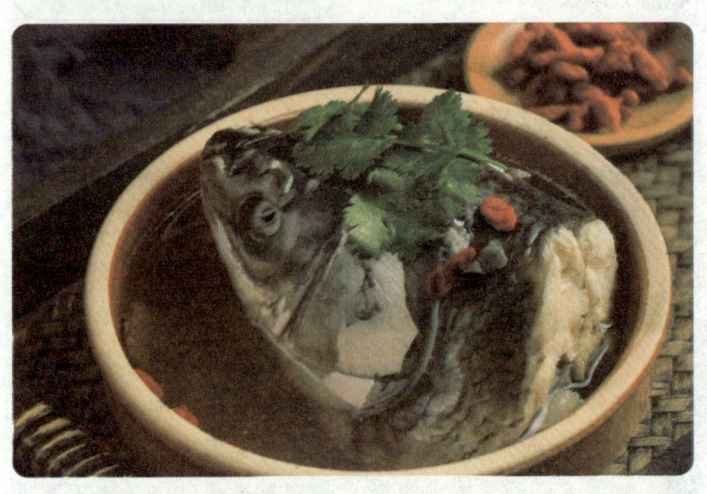

第二章 雨水

雨水,通常出现在每年的2月19日左右。随着雨水的到来,气温逐渐回暖,白天时间逐渐延长,冰雪在温暖的阳光下融化,降雨量也随之增加。

雨水遇元宵,团圆吃汤圆

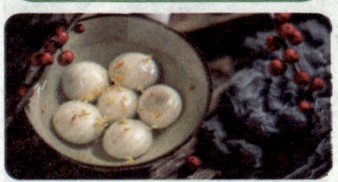

元宵节,这一传统节日往往恰逢雨水节气。在民间习俗中,南方人普遍吃汤圆,北方人则通常吃元宵来庆祝节日。不论是汤圆还是元宵,其名称都蕴含着全家人团团圆圆、和谐幸福的美好寓意。

吃茼蒿,养脾胃

茼蒿是雨水节气最适合养生的食疗菜。茼蒿具有温脾理气、消食开胃、养心安神、降压补脑的功效,非常适合有脾胃虚弱、咳嗽痰多、小便不利、脘腹胀痛等症状的人群食用。除了作为火锅的必备菜品,茼蒿还有凉拌、榨汁或加入粳米熬粥等多种食用方式,各种吃法均别具风味。但一次不要进食太多，体质虚寒且腹泻者要少吃或不吃。

敲风市穴，缓解关节炎

站立位，双手自然下垂，中指尖所指的大腿外侧位置即为风市穴，它是胆经上的一个穴位，易被风邪侵袭。若长期忽视腿部保暖，容易被风邪夹杂湿寒从风市穴侵入体内，导致"风寒腿"和风湿性关节炎等疾病。

为了保持腿部健康，除了注意防寒保暖、穿上贴身的棉质秋裤外，还可以通过敲打风市穴来驱散虚邪贼风。敲打风市穴非常简单，坐着或站着都可以进行。尤其是当我们感觉腿部疲劳时，敲打20～30下，可让健康"随风而至"。

体内有湿，喝薏米党参粥

体内湿气重的人可以选择喝薏米党参粥来祛湿健脾、补气补血。薏米具有健脾胃、消水肿、祛风湿等功效，而党参则能健脾补肺、益气生津。

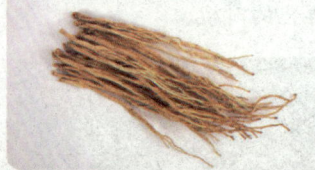

具体做法是将薏米、党参和粳米放入锅中，加入清水，大火煮沸后转小火熬煮半小时，可依个人口味加入冰糖调味。大便燥结、气滞、火气大的人不适合食用此粥。

第三章　惊蛰

惊蛰，预示着仲春时节的开始。在古人的观念中，惊蛰是春耕活动的起始点。"蛰"字寓意着藏匿，而惊蛰则意味着春雷乍动，惊醒了蛰伏在土中冬眠的动物。同时，越冬的虫卵也迎来了孵化的时机。

惊蛰吃梨，病痛都远离

民间流传着"惊蛰食梨"的传统习俗。因"梨"与"离"谐音，在惊蛰这天吃梨，寓意着让害虫远离庄稼，从而保佑一整年都能获得丰收。

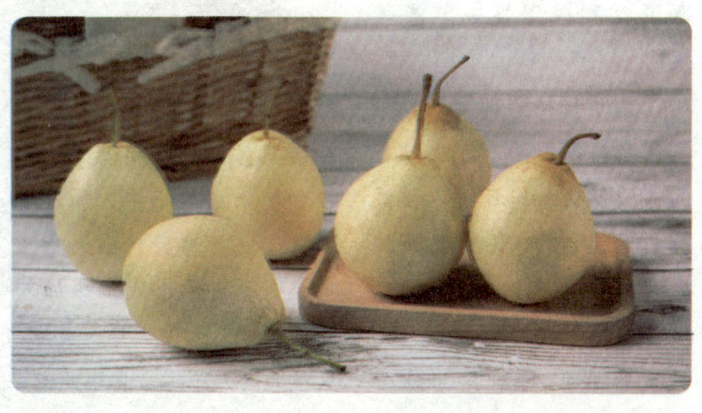

喝清粥缓解肝火旺

对于经常熬夜导致肝气偏弱或肝火旺的人来说,清粥是一种简单有效的养肝食物。用女贞子与粳米同煮成粥,可以达到补肾滋阴的功效,特别适合肝气偏弱的人群。

而对于肝火旺的人,除了远离烟酒和重口味食物外,还可以选择喝一些滋阴清肝的饮品。例如,菊花茶具有清热祛燥的功效,适量饮用,可有效缓解因肝气生发太过而引发的春困、头重脚轻、流鼻血等症状。

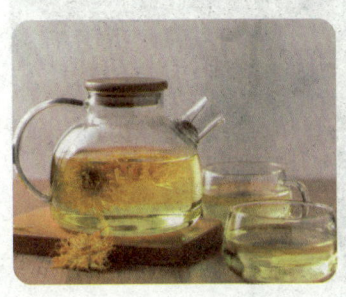

常按足三里,胜吃老母鸡

"常按足三里,胜吃老母鸡"这句俗语,深刻揭示了足三里穴的补气功效。足三里穴可以通过刺激、拍打等方式进行按摩,按照先左后右的顺序,由轻到重,不拘时间、次数。按摩足三里穴后,还可以轻轻拍打两膝和小腿,以增强效果。

足三里归属于足阳明胃经,该穴因位于外膝下三寸,且具有和胃健脾、通腑化痰的功效,因此得名"足三里"。若想通过按摩补气,不妨常按足三里穴。

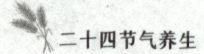

美味莼菜汤,血热一扫光

随着气温回升,各种病毒和细菌也变得活跃起来,免疫力较差的人容易患病。中医认为此时应注重清热凉血,以提高免疫力。莼菜即一种极佳的清热食物。

据《本草纲目》记载,莼菜具有清热、解毒、利水、消肿、止呕等多种功效。在惊蛰这个"百虫抬头"的时节,食用莼菜尤为适宜。莼菜既可炒食,也可与鲫鱼、豆腐等一同烹饪,其色、香、味俱佳,吃起来在舌尖有微弹性,非常美味。

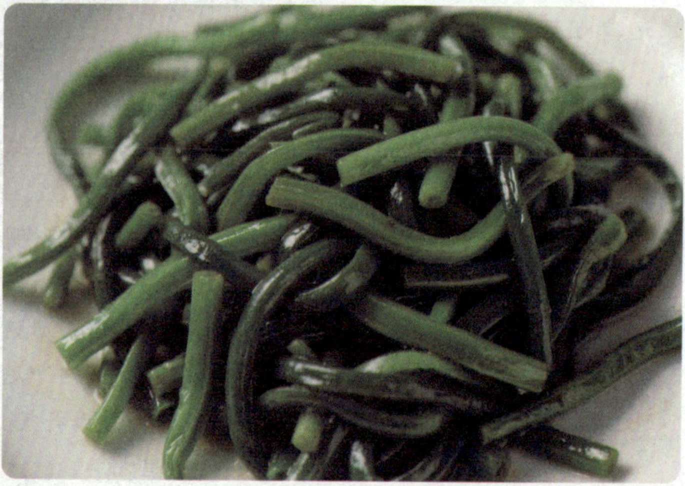

第四章 春分

古语云:"春分者,阴阳相半也。故昼夜均而寒暑平。"一个"分"字,精准地划分了昼夜长短与寒暑变化的界线。古人认为,天地间的阴阳二气在春分这天达到了完美的平衡状态,春分也标志着春天已经过半。

春分吃春菜,全家享安康

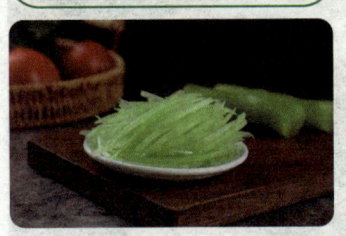

在我国,无论是北方还是南方,都有"春分食春菜"的传统习俗。在北方,春菜通常指的是莴苣;而在南方,人们将春季里常见的野菜统称为春菜。

揉揉小腹,气血平衡

春分时节,随着阳气渐盛,气血由内向外运行的过程中容易出现"拥堵"情况,导致旧病复发。小腹是人体的中心,对平衡气血起着关键作用。在春分节气,气血从腹部向外发散,此时按摩小腹有助于打通经络、调节气血,让阳气更好地升发。

用手掌心的劳宫穴按揉小腹,直至其发热,可以养元补气、滋阴补阳。揉小腹时,以每天早、中、晚各揉一次为宜,先逆时针,后顺时针,最少36圈,或按36的倍数增加,揉的力度要适中。

杞豆排骨汤,明目又清神

春分时节,随着身体阴阳平衡被打破,眼部患病率会上升,主要表现为眼睛干涩、发痒等。中医认为,应从调肝补肾入手预防此类疾病,因为肝开窍于目,只有肝的精气充足,眼睛才能炯炯有神;而肾为肝之母,肝肾同源,因此补肾也能养肝。

因此,推荐一款养肝明目效果显著的汤——杞豆排骨汤,由枸杞、黑豆、猪

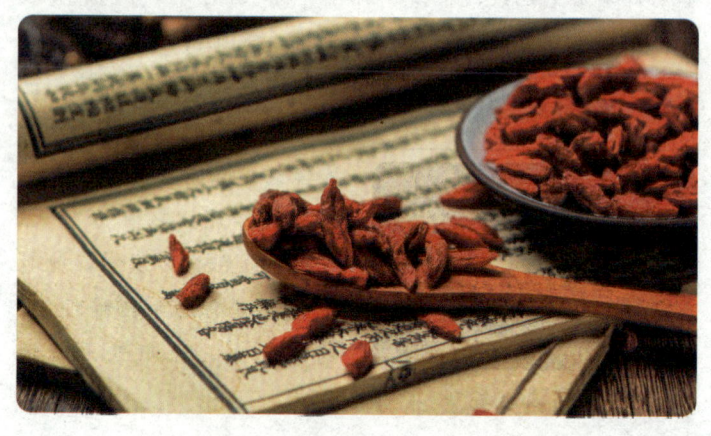

排骨等原料制成。黑豆具有强肝、解毒、明目、补肾的功效，最好选择皮黑肉青的"青仁黑豆"。枸杞的调肝补肾功效也较好，长期服用不仅可以使肌肤润泽，还可延年益寿。

穴位按摩也能美容养颜

在阳气渐盛的春季，不合理的饮食习惯和不规律的作息容易导致肝脏血热、上火、双目干涩以及脸色暗沉等问题。为了调理这些症状，除了调整饮食和作息，穴位按摩也是一种有效的方法。

四白穴位于面部瞳孔之下，是胃经的循行部位，点揉此穴可将胃经的气血引至眼部，可以达到明目的效果。对于近视、黑眼圈，以及眼睛干痒、胀痛等问题均有缓解作用，因此该穴位又被称为"美白穴""养颜穴"。每天坚持按压揉动，可使皮肤变得细腻白皙。

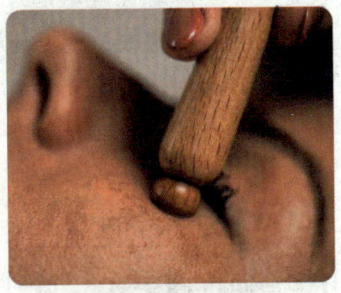

合谷穴作为大肠经上的原穴，按摩此穴可补充颜面气血，具有升清降浊、宣通气血的功能。按摩时，须用较大力量，使穴位产生酸、麻、胀的感觉，即"得气"现象，以达到防病治病的目的。

第五章 清明

清明,通常出现在每年的4月5日左右。它不仅仅是一个标志着气候变化的节气,更是我国极为重要的传统节日之一。清明节的到来,预示着气温的回升和降雨量的增加,为春耕春种提供了绝佳的气候条件。

独立通天式,提升阳气

春天和早晨是阳气升发的关键时期,而阳气升发状况对身体状态有着重要影响。有些人此时会出现精神不振、哈欠连天的情况,这往往是因为胆经受阻,可以尝试独立完成通天式。

这个体式为双脚并拢直立,单脚抬起呈金鸡独立状,膝盖向外展,同时,双手合十后慢慢将手臂举向天空伸直。该体式能够通畅经络,促进气血升发,从而改善精神不振的状态。如若坚持练习,还能打通下肢的六条经络,增强肝、脾、肾等脏器功能,延缓衰老,对肩周炎和颈椎病也有一定疗效。无论是工作压力大的年轻人,还是身体条件允许的老人,都可以尝试这一体式,从而提升阳气,保持精神饱满。

预防鼻炎的五个小妙招

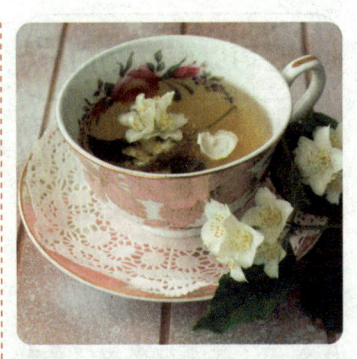

清明时节,与好友相约郊外踏青,不仅能愉悦心情,还能增强体质。然而,在众人沉浸于大自然的美好之时,有些人却遭到过敏性鼻炎的困扰,出现打喷嚏、流鼻涕等症状。预防鼻炎,关键在于日常调理与防护。

第一,饮食上要多吃散寒食物,如大葱、大蒜等,同时避免食用寒凉食物,如冰激凌、冷饮等。

第二,注意保暖,减少在刮风天气外出;踏青时戴上口罩以防过敏原进入口鼻;保持家中空气清新,常换洗被褥以防尘螨滋生。

第三,按摩神阙穴,即肚脐眼,每天顺时针和逆时针各按摩50次,有助于祛寒并缓解过敏性鼻炎症状。

第四,用鹅不食草煎汁,滴入鼻腔并饮用剩余汤水,能有效缓解鼻塞等症状。滴入时打喷嚏是排寒的正常反应。

第五,饮用花茶,如茉莉花茶,能促进阳气生发,驱散体内寒气,同时具有健脾安神、提神醒脑的效果,让人神清气爽。

食疗可以缓解高血压

在春季,由于肝气郁结导致的气血运行紊乱,很多人会出现高血压等不适症状。清明时节,荠菜作为一种时令蔬菜,具有显著的降压效果。荠菜被誉为"菜中甘草",中医认为荠菜味甘性凉,归肝、脾、肺经,有凉肝明目、利湿通淋、降压止血等功效。

可将荠菜与芹菜一同煎汤,或者切碎后泡茶。此外,荠菜亦可凉拌、熬粥、炒菜、包饺子等,不仅色泽诱人、味道鲜美,还能养护肝脏,降低血压。

健脾祛湿,告别春困

春困并非仅由睡眠不足引起。中医认为,春困源于肝气旺盛导致的脾胃虚弱及湿气入侵。湿气使脾胃受困,清阳不升,浊气不降,从而导致头昏欲睡。推荐食用扁豆莲子粥,材料包括白扁豆、莲子、银耳和粳米。白扁豆能健脾和胃、化湿利尿;莲子则清心安神、健脾开胃。春季常饮此粥,不仅能祛除脾胃湿气、健脾和胃,还能有效驱散瞌睡,让人精神焕发。

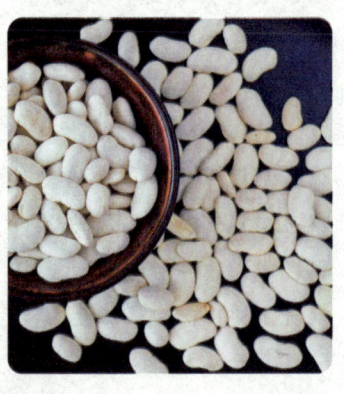

第六章 谷雨

谷雨，寓意着雨水的滋润能促进百谷的生长，也是春季的最后一个节气。谷雨过后，降雨量明显增多。此时，人们容易遭受哮喘、花粉过敏、支气管炎、消化不良以及慢性腹泻等病症的侵扰。

谷雨吃椿，美味又养生

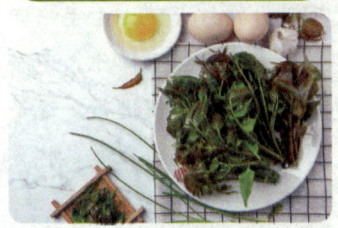

在谷雨前后这段时间，正是品尝香椿的最佳时期。因"椿"与"春"同音，人们将谷雨时节的香椿视为当下最为珍贵的美味佳肴。

按摩穴位，拒绝风热感冒

谷雨时节，风热感冒多发。大椎穴被誉为"诸阳之会"，位于背部最高点，阳气充足，对改善肺呼吸功能、泄热有显著效果，可缓解伤寒热盛、身痛寒热等症状。

按摩大椎穴可采用按法、揉法和搓摩法，每次持续10~15分钟，每天1~2次，适用于各年龄段人群。

不过，对年幼、年老和骨质疏松者手法须轻柔，避免挫伤颈椎。此外，风池穴、曲池穴、鱼际穴及合谷穴也是防治风热感冒的常用穴位，建议经常按摩以增强免疫力。

按摩疏肝气

春季抑郁多由肝郁引起，肝气郁结会导致情绪失控，可通过调理肝的疏泄功能来舒展肝气，有以下三种方法：第一，远眺。舒缓心情、振奋精神。第二，梳头。疏通气血，促进睡眠。第三，按摩十宣穴。可调节情志，怡神健脑。十宣穴位于十个手指尖端正中，用拇指指甲反复重掐至有酸痛感，每次刺激时间不可超过五分钟，是缓解春季抑郁的有效方式。

敲敲大腿，可减小肚子

谷雨时节，胃经气血最为旺盛。敲打和搓揉腿部胃经是一种简单而有效的按摩方式，能让瘦弱者肌体变得丰盈，也能帮助肥胖者恢复正常体重。

胃经位于大腿正前侧，是一条多血多气的"长寿经"。保持端正坐姿，双手掌心向下平放在大腿上，右手用力敲打大腿，左手来回搓揉，随后换手操作，逐渐加快速度，反复进行。这是因为脾胃为思虑之本，脾胃强健，头脑自然更加灵活。每天抽出时间敲敲大腿、搓揉胃经，有助于减小肚子。

第七章　立夏

立夏，标志着夏季正式开启。此时，天地之气交融，自然界中的草木万物进入蓬勃生长的阶段，展现出极其旺盛的生命力，迎来了最佳的生长时期。

立夏吃鸡蛋，热天不疰夏

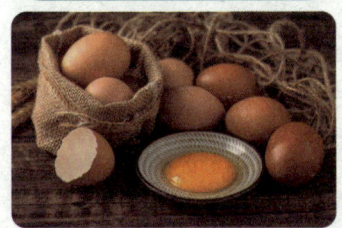

立夏时节，人们有食用鸡蛋的习俗。古人深信，在立夏这天吃鸡蛋，不仅能够安然度过"疰夏"，还能为生活带来幸福。

甘草除大热，莲子心败心火

炎炎夏日，随着气温的不断攀升，人体易出现口干舌燥、口腔溃疡等上火症状，这多是由于心火过旺所致。中医有"壮火食气"之说，意指火势过猛会消耗人体的气力与能量，高热便是典型的例子。

甘草与莲子心是不可多得的降火佳品。甘草，性平味甘，具有除大热、补脾胃之效，能够大泻心火，为身

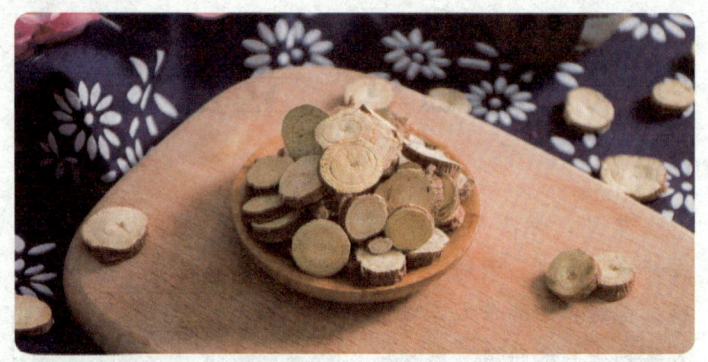

体带来清凉。莲子心搭配甘草使用，二者相辅相成，直泻心火，能使人烦躁得除、睡眠得安。

按摩3个穴位，保护肠胃

肠胃不好确实令人烦恼，很多人可能不知道，我们腿上有三个穴位可以帮助调理肠胃，它们分别是足三里穴、上巨虚穴和下巨虚穴。

足三里穴能够通调百病，促进肠胃功能和脂肪代谢，既能强壮身体，也能减肥。上巨虚穴可以缓解大肠疾病引起的腹痛、腹泻等问题。而下巨虚穴则能够帮助解决小肠方面的毛病，如吸收不良、肠炎等。

这3个穴位的取穴方法也比较简单易学，只须找到膝关节上的籽骨，按照特定的方法测量，就能准确找到这3个穴位。经常按摩这

第七章 立夏

三个穴位，可以起到保健养生的效果。特别是对老年人来说，每天抽出时间按摩这三个穴位，不仅可以改善胃口、减少腹泻，还能在一定程度上缓解健忘等毛病。

应对暑期综合征的小妙招

暑期综合征，又称"疰夏"。这种病症常让人在炎炎夏日里吃不好、睡不好，日渐消瘦。三豆薏米粥就是一款通过饮食调理身体的佳品，它由绿豆、红豆、黑豆和薏米等食材熬制而成，不仅消暑解渴，还能滋补养人，适合各个年龄段的人群。

预防疰夏还可以配合穴位按摩。按摩足三里、中脘、天枢、脾俞、三阴交、关元等穴位，每次选择2～3个穴位，每个穴位按摩10分钟左右，有助于调和身体机能，增强抵抗力。

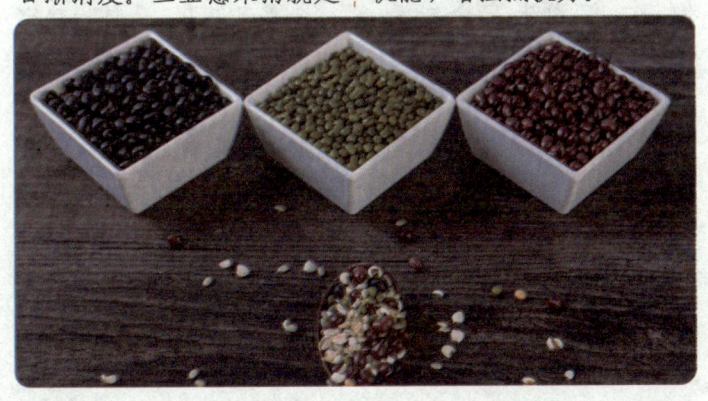

第八章 小满

小满时节，气温显著上升，降雨量也开始增多。不过早晚时分依然较为凉爽，昼夜温差较大，特别是在降雨之后，气温会有更明显的下降。在农业生产领域，北方地区的麦类等夏季作物籽粒开始逐渐饱满，但尚未完全成熟，因此得名"小满"。

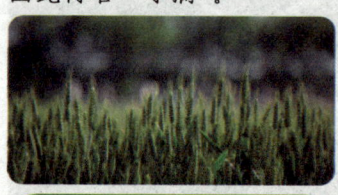

小满吃苦，清新解暑

苦菜是一种常见的食用野菜，它具有清热、凉血以及解毒的功效。在民间，小满时节有食用苦菜的习俗。这一习俗在《周书》中也有所记载："小满之日，苦菜秀。"

神奇靓粥清肠热

夏日炎炎，人体内热也随之加重，此时大麦粥是祛除内热的极佳选择。大麦粥源自江苏丹阳，曾是乾隆皇帝的御用美食。其制作方法也很简单，将大麦粉与清水搅拌均匀后，加入煮沸的大米粥中，不断搅拌至粥熟，再加入少许食用碱提香即可。在品尝大麦粥的同时，还可以搭配一碟清爽生脆的小菜，使滋味更加美妙。

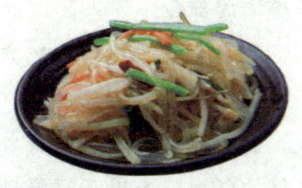

大麦粥味甘性平，具有消积进食、平胃止渴、消暑除热等功效。它既能清除外热，如大汗淋漓，也能消除内热，如口干、胃脘不适等。坚持每周喝两次大麦粥，可以有效清除体内积热。

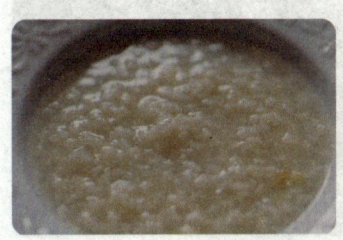

吃辣除湿的注意事项

夏季由于湿邪过盛，人们常感觉食欲缺乏。一些人选择吃辣椒等辛辣的食物，这些食物具有良好的祛湿效果。不过，需要注意的是，心脑血管疾病患者、胃病患者、肾病患者以及产妇等，过量食用辛辣食物可能会对健康造成危害。

食用红豆薏米粥也可以

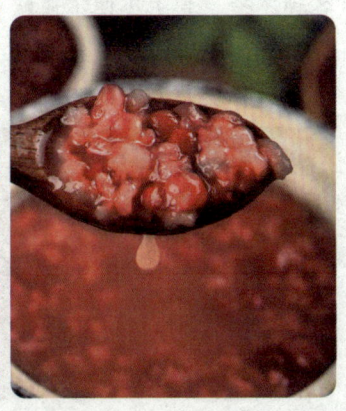

二十四节气养生

有效祛湿,红豆有利水消肿的效果;薏米能健脾益胃、利水祛湿,二者搭配食用效果更佳。可提前一晚将红豆与薏米放入暖瓶中,再加入沸水,第二天早上稍微煮制一下,即可享用美味的红豆薏米粥。

推拿阴陵泉,缓解小便不通

湿气瘀滞体内,常导致各种不适,其中小便不通就是常见的一种症状。我们可以通过推揉脾经上的阴陵泉穴来缓解这种症状。阴陵泉穴位于小腿内侧,胫骨内侧髁后下方凹陷处,是脾经容易瘀堵的部位。

推揉时,从三阴交穴开始,这是三条阴经的交叉点,能够调动肝、脾、肾等经络的气血,有助于通畅脾经。然后顺着经络推到阴陵泉穴,反复推拿,寻找最痛的点,这个点往往是瘀堵的部位。持续推揉到痛点消失,经络得以打通,体内多余的水湿之气便能顺利排出。

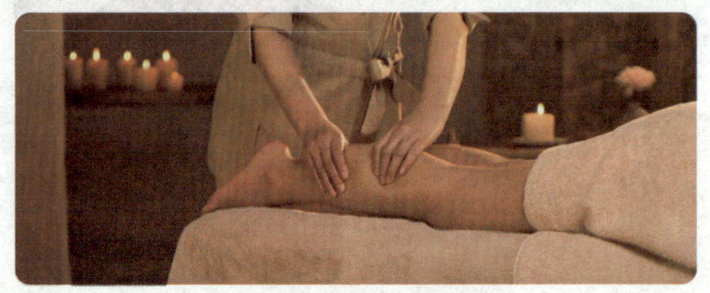

第九章 芒种

芒种，"芒"指麦类等带有芒刺的作物已成熟待收，"种"则指谷黍类作物正值播种期。"芒种"谐音"忙种"，形象地描绘了此时农田里农民播种、耕作的繁忙景象。

芒种煮酸梅，美味又消暑

芒种时节，存在一个历史悠久且充满雅趣的习俗——"煮梅"。青梅作为这一时节的应季水果，新鲜时多带涩味，因此古人创造了多种煮梅的方法来享用。例如，以糖渍青梅文火慢煮，去涩留甘，佐茶味佳。

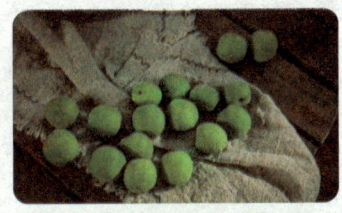

止痒祛湿热的药浴配方

芒种时节，面对湿邪入侵和体内积热，可以采用药浴的方式凉血祛湿。五枝汤是一个经典的止痒祛湿热的药浴配方。该配方包含槐枝、桃枝、柳枝、桑枝和麻叶五种药材。槐枝具有洗皮肤疥癞、去皮肤瘙痒之风的功效；桃枝则能活血通络，对风湿关节痛、腰痛有良好疗效；柳枝可祛风、利尿、消肿；桑枝能祛风湿、利关节、行水气；麻叶则有止痛、利尿的功效。

将这五种药材用纱布包好，放入清水中浸泡半小时，再煎煮20分钟，取药液倒入浴缸清水中即可进行洗浴。每周洗两次，效果更佳。五种药材相互搭配，不仅能起到疏风气、驱瘴毒的效果，还能有效止痒、祛湿热。

生姜巧治空调病

由于现代人长期吹空调导致身体机能衰退，寒邪入侵，空调病已成为现代生活中常见的一种疾病。生姜可以发汗解表，将体内的病毒和寒气一起带走，从而缓解由寒邪导致的不适症状。

对于因吹空调导致的胃部不适、腹部作痛，喝一碗姜枣茶，可以补益脾胃、驱寒止痛。对于四肢酸痛的症状，可以煮一锅热乎乎的姜汤，用毛巾浸姜汤后热敷患处，或者用姜汤泡手、泡脚，能起到活血、驱寒的效果。因吹空调导致的感冒，可以喝一碗生姜红糖水，发汗解表，将体内的寒气驱散掉，缓解感冒症状。

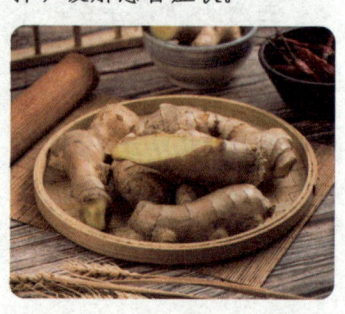

第九章 芒种

吃凉了，按摩暖脾胃

芒种时节，天气炎热，人们常喜欢饮用冰凉的饮料以消暑。然而，此时体内阳气浮于体表，脏腑处于外阳内阴的状态，过量饮用寒凉饮料易损伤元气，导致胃部不适。若不慎食用寒凉食物，导致胃部不适，可通过按摩中脘穴、四门穴及心窝来缓解症状。

中脘穴位于肚脐正上方四寸处，专治胃寒、胃痛等。用食指和中指并拢点按此穴，有热感，常按还能缓解紧张情绪。四门穴是指肝经的章门穴和期门穴，左右各两个，因此称为"四门穴"。章门穴位于侧腹部第十一肋游离端下缘；期门穴位于胸部第六肋间隙，前中正线旁开四寸，用手掌根推揉至发热，可疏通肝胆经。心窝：胸骨剑突下方凹陷处，即胸骨下端与两侧肋骨围成的区域，通常对应上腹部中央，用手掌心顺时针和逆时针各揉三十六圈，可保养胃气、减轻压力。

经常按摩这三个部位，能有效止胃痛、祛胃寒、养胃气。对于因食用寒凉食物导致的不适，或本身存在胃寒、胃疼等症状的人群，此法尤为适用。同时，此法还能调养和改善脾胃不和、消化不良、胃胀气滞等症状。

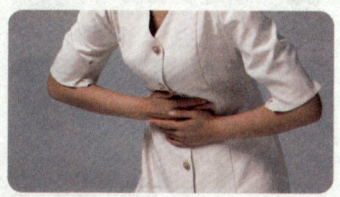

第十章 夏至

夏至,通常在每年的6月21日或22日来临。"夏"意味着盛大,"至"则代表极致,寓意万物在此时期生长最为繁茂,阳气也将攀升至顶峰。故而,夏至是一年中夜晚最短、白昼最长的一天。

夏至吃面,寓意长久

俗话说"冬至饺子夏至面",夏至时节吃面是许多地方的传统习俗。民间还流传着"吃过夏至面,一天短一线"的说法。

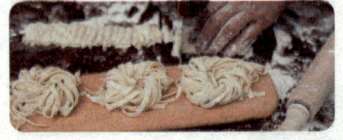

按中冲,防中风

夏至时节,老年人尤其需要注意预防"热中风"。热中风是指在高温环境中因体液流失、血液黏稠度增加引发的脑卒中。

高温天气中,易感人群可以按摩手厥阴心包经上的中冲穴进行预防。中冲穴具有苏厥开窍、清心泄热的功效,是常用的预防中风的穴位。老年人可以直接用左手指揉捏右手上的中冲穴,持续约1分钟,再换右手以同样手法按摩左手上的中冲穴,时间也是1分钟。这样不仅可以疏通经络、调和阴阳，还能保护心脏功能，确保气血通畅，降低中风的风险。在患者因突发疾病昏厥时，掐住其手掌虎口中间位置的合谷穴，或按摩头顶百会穴及足底中线前1/3处的涌泉穴，可使患者尽快苏醒。

巧用艾叶治疗痱子

夏天长痱子是人体常见的现象，不妨尝试用艾叶泡澡。将50克干艾叶与几片生姜一同熬煮，煮好后滤出药汁，倒入浴缸中泡澡，能有效治疗痱子，起到解毒止痒的作用。

此外，艾叶水煮鸡蛋也是一种不错的食疗方法。将鲜艾叶、干姜、鸡蛋一同煮制，再加入红糖调味，不仅能补血活血、增强免疫力，对经常痛经的女性还能暖气

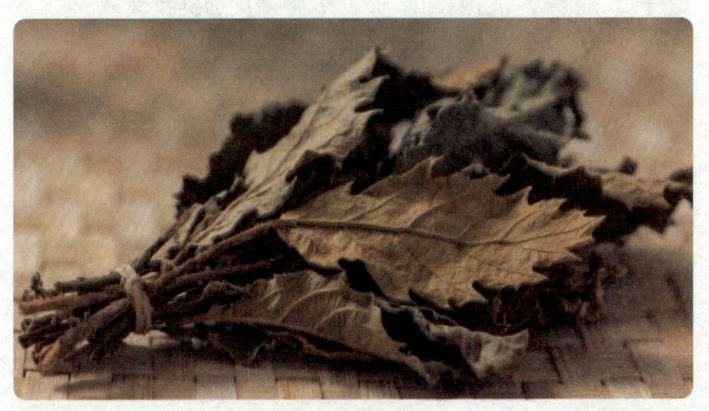

血、温经脉。

去掉将军肚的方法

夏至时节，天气闷热。若想摆脱"将军肚"的困扰，可以选择推揉带脉。带脉位于腰部，起于第11肋游离端的下际，斜向下行，环绕腰部一周，如束带一样，故名。它是奇经八脉之一，具有收束整体经络的作用。推揉带脉不仅能帮助疏通十二经脉，消除肠胃积热，还能有效祛除体内湿热之气，预防中暑。

具体操作如下：双手合十，指尖向前，掌根顶住肚脐。然后双掌掌根用力向两侧推开，推到腰部两侧时，手背与后腰的命门穴相对。再从命门穴开始，手背向腰部两侧推回来。如此反复推5~10分钟，最好推到带脉发热为止。坚持一个夏天，会发现将军肚逐渐减小，身形变得更加挺拔健硕。

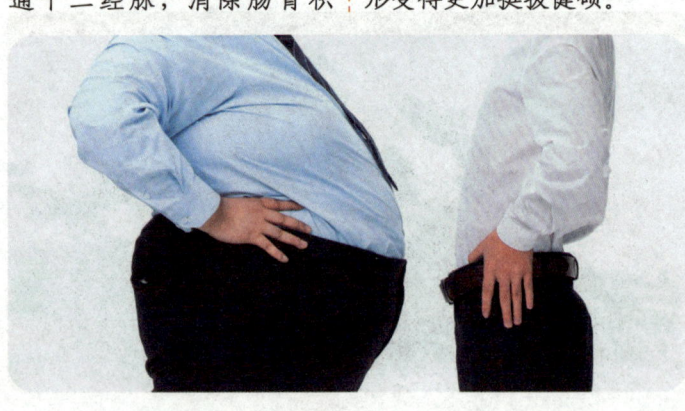

第十一章 小暑

小暑，通常出现在每年的7月7日或8日。小暑之际，连风中都夹带着热浪，但尚未达到一年中炙热的顶点，仅是暑热的开始阶段，因此得名"小暑"。

伏羊一碗汤，不用开药方

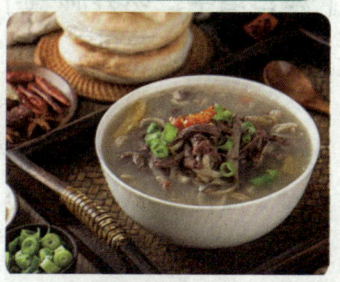

北方地区在小暑时节有饮用羊汤的习俗，人们相信这有助于滋养身体。因"羊"字与"阳"字谐音，古人认为夏季人体阳气易损，因此饮用羊汤能够补充阳气。

承山丰隆，祛湿化痰

小暑时节，天气湿闷，人体易出现各种不适，其中失眠和水肿尤为常见。眼睑、手臂等部位的水肿，往往与身体对内外环境调节的暂时失衡有关，但也可能隐藏着更深层次的问题——暑天湿邪困脾。中医认为，脾胃为后天之本、气血生化之源，脾主运化，统管气血水液。湿邪入侵会削弱脾的功能，导致痰湿形成，进而引发水肿等症状。

采取穴位按摩的方法可以有效祛湿化痰、调理身体。丰隆穴位于小腿外侧，外踝尖上8寸，胫骨前肌外侧与腓骨前缘之间的凹陷处。按摩此穴，能够祛湿化痰、调和胃气、清利头目、健脾消脂。每天用拇指点按此穴1~3分钟，即可达到疏通经络、健脾利湿的效果，长期坚持还能祛脂减肥。

承山穴则位于小腿后部正中，腓肠肌两肌腹交界下端凹陷处。按摩承山穴可以振奋足太阳膀胱经的阳气，从而祛除身体里的湿气。用拇指按住此穴，坚持1~2分钟，或揉此穴5分钟，都能起到很好的祛湿效果。

除了穴位按摩外，夏季饮食调理也是祛湿化痰的重要一环。应多吃祛湿、健脾胃的食物，如薏米、红豆、冬瓜等；少吃增加痰湿的食物，如油腻食品、甜食等。同时，还要注意作息安排，避免过度劳累和过度思虑，保持身体内部的气机运行和经络畅通。

减苦增辛，以养肺气

夏季心火旺盛，易克肺金，使得肺部成为易受攻击之地。此时饮食调养尤为关键，应遵循"减苦增辛"的原则以滋养肺气，守护健康。

所谓"减苦"，即减少

苦味食物的摄入。苦味食物多寒凉，易伤脾胃，进而影响肺气。在夏季应避免过量食用苦瓜等苦味较重的食物，尽管苦瓜本身具有消暑祛热的功效，但食用时也须适量，以免寒气入肺，引发疾患。

"增辛"是指增加辛味食物的摄入。辛味食物多具有发散、行气、活血、化瘀、开胃等功效，能够宣通肺气，尤其适合肺气不宣的人群。还可以适当吃葱、蒜、香菜、韭菜、生姜、白萝卜、洋葱、芹菜等辛味蔬菜，这些食物相对温和，既能满足味蕾的需求，又能达到养肺的效果。同时，辣椒等口味偏重的辛味食物则须适量食用，以免过于刺激，损伤肺气。

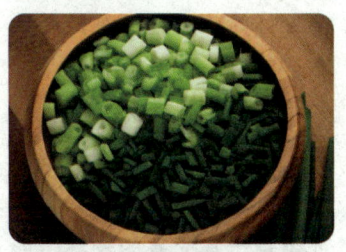

女性须防子宫受寒

夏天是女性展现美丽身姿的季节，但在追求美丽的同时，许多女性忽视了健康隐患，尤其是子宫受寒的问题。随着气温升高，女性衣着越来越单薄，而室内空调整天开着，寒气便透过裸露的肌肤悄悄侵入身体，威胁着女性特有的脏器——子宫。

子宫对女性至关重要，直接关系到体内气血的运行和胎儿发育。子宫一旦受

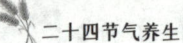

寒，血气便会凝结，不仅影响身体的状态，还可能导致不孕不育等严重后果。

痛经、黄褐斑、性冷淡、月经延期、闭经、腰膝酸冷、四肢不温等症状，都可能是子宫受寒的表现。此时，女性应及时调整生活习惯，少吃冷食，多吃温热食物，如红糖姜茶等，以化解寒气。同时，也要注意穿着保暖，避免颈部、肩膀、背部、腰部、腿部等部位受凉。在空调房待久了，不妨去户外走走，让体内寒气得以发散。

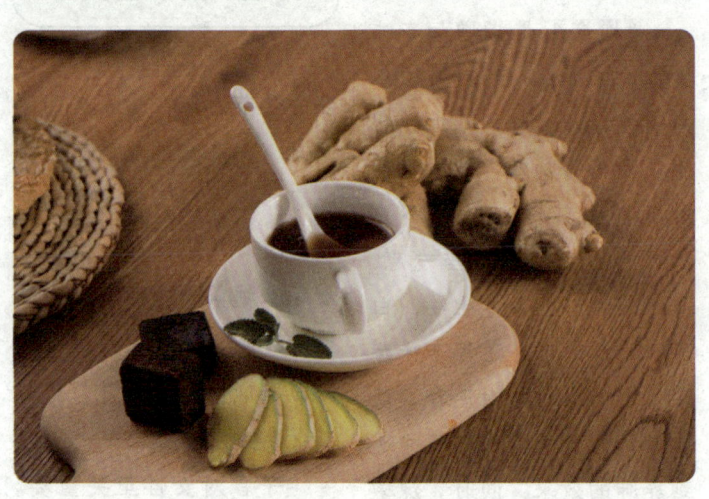

第十二章 大暑

大暑，作为二十四节气中的第十二个节气，同时也是夏季的尾声。此时，气温攀升至一年中的最高峰，炎热程度远超小暑，因而得名"大暑"。俗语有云，"小暑接大暑，热得无处躲""小暑大暑，上蒸下煮"，形象地描绘了这一时期的酷热难耐的景象。

大暑吃仙草，活得不会老

广东众多地区在大暑时节有食用仙草的传统。仙草亦称凉粉草、仙人草，因其卓越的消暑效果而被称为仙草。

暖胃驱寒，改善食欲缺乏

有一句俗话形象地描绘了大暑时节的酷热，"大暑小暑，热死老鼠"。高温天气往往让人食欲缺乏、睡眠质量下降。中医认为，大暑期间的厌食症状多与脾胃受寒有关。或许有人会疑惑，在如此炎热的天气里，寒气从何而来？其实正是因为天气闷热，人们倾向于频繁饮用冷饮、喝冰水，甚至长时间吹空调，这些行为都会导致寒气侵入体内，影响脾胃

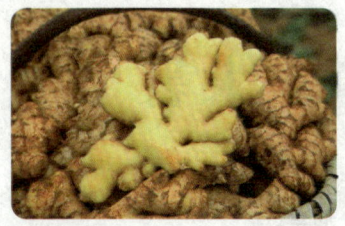

的正常功能,进而引发食欲缺乏。

生姜红枣粥具有极佳的暖胃驱寒效果,不仅能够健脾养胃,还能有效缓解夏季厌食症状。制作生姜红枣粥所需的材料十分简单:生姜15克、红枣5颗、粳米100克。将生姜洗净去皮后切成细丝,红枣洗净去核,粳米淘洗干净。接着,将粳米放入锅中,加入1000毫升清水烧开,然后放入姜丝和红枣,转小火熬煮成粥。每日早晚各食用一次,温热食用效果更佳。

靠山桩,老年人的马步

俗话说得好,"冬练三九,夏练三伏",在夏日进行适量运动,对身体健康大有裨益。夏天运动不仅能增强心脏功能、消化功能,增加肺活量,还能有效降低疾病的发生率。然而,夏季酷热,人体消耗大,尤其是老年朋友,运动时更须讲究方法。

靠山桩的基本姿势与扎马步相似,双脚分开与肩同宽,然后缓缓下蹲,仿佛臀部下方有一把椅子。但与传统扎马步不同的是,对于身体虚弱或年纪较大的人来说,可以将背部轻轻靠在墙上进行练习,这样更加安全，也降低了难度。

初次尝试靠山桩，或许有人会觉得太过轻松，怀疑其效果。然而，只须坚持短短1分钟，便能感受到腿部开始吃力，继而发抖，直至整条腿变得热乎乎的。这正是腿部经络和肌群受到刺激的表现。坚持练习5~10分钟，直至腿部发热，不仅能强化大腿上侧的股四头肌，保护膝关节，还能有效调理脾胃，提升整体健康状况。

不贪图寒凉，预防中暑

很多人可能不知道，中暑其实有阴阳之分。阳暑通常由酷热直接导致，症状包括发热、出虚汗、腹泻、头昏甚至昏厥等。与之相对，阴暑则是由过度避热贪凉所引起的。在暑热湿盛的季节，人体毛孔张开，如果突然受凉，风寒湿邪便会趁机侵入体内，引发腹痛、腹泻、全身酸痛、恶心、高热等阴暑症状。

大暑时节，晒太阳、吃海鲜、喝冷饮看似惬意，但都可能增加中暑的风险。相反，常喝稀粥、淡茶、菜汤、豆浆、果汁等清淡饮品，多吃萝卜、茅根、荸荠、番茄等食物，都有助于预防阴暑。

对于已经中阴暑的患者，藿香正气水是首选的治疗药物。其药性温热，适用于阴暑症状。而阳暑患者则应选用十滴水进行治疗，二者不可混为一谈。

第十三章　立秋

立秋，标志着秋季的起始。它不仅意味着酷暑将尽、秋凉将至，还预示着草木开始结实孕育，收获的季节即将到来。此时，我国中部地区正值早稻收割、晚稻栽种之际，大秋作物也进入了关键的生长发育期。

立秋要啃秋

立秋时节，在我国众多地区，有食用西瓜的风俗，这一习俗又被称为"啃秋"或"咬秋"，以此表达对丰收的喜悦之情。

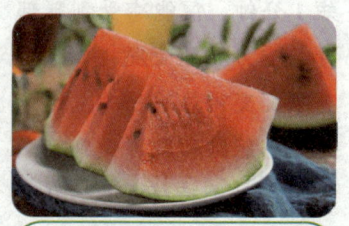

莲藕，清新润燥

入秋后，气候变得干燥，人们常有口干、唇干、鼻干、咽干及大便干结等不适症状。此时，若盲目食用热性食物，如羊肉、狗肉等，无疑会加重体内燥热。中医养生讲究顺应时节，立秋之际，淡补为宜。淡补并不意味着只吃素食，而是应选择一些凉性食物以达到滋阴养肺、润燥止干的效果。

莲藕，具有补中养神、益脾健身的功效。它既可以生吃，也能熟吃，功效各异。生藕清热、生津、止渴，对防治秋燥尤为有效。可将其榨汁后加冰糖饮用，或切丝加入白醋、姜丝、冰糖凉拌，口感清脆酸甜。而熟藕则能健脾、开胃、益血，煮熟后的莲藕性质由凉转温，变为对脾胃有益的食物，常用于制作莲藕排骨汤，老少皆宜，是立秋养生的佳品。但须注意，干燥的莲子不宜生吃，以免影响脾胃功能。

抱膝滚动，强壮腰背

在秋高气爽的季节，长时间不运动的人突然进行锻炼后，可能会感到腰背酸痛、全身不适。这是膀胱经气血不通畅所致。此时，有一个简单而有效的方法可以缓解这种酸痛：平躺在床上，双腿弯曲，双手扶住膝盖，收紧小腹，下巴内收，

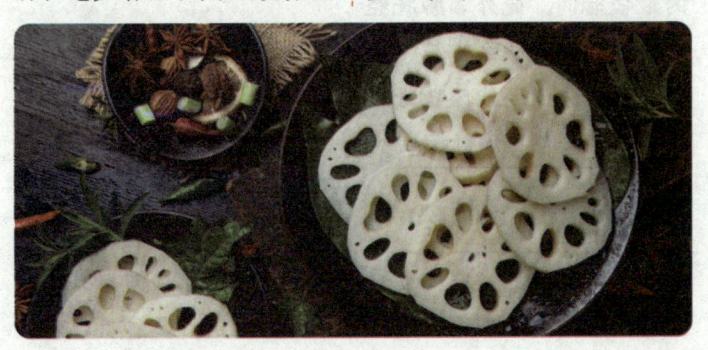

然后让背部在床面上前后滚动。只需几分钟，就会额头冒汗，面色红润，腰背处仿佛有一股热气直通双腿，酸痛和疲劳便会消失无踪。在木板床上练习，效果尤为显著。

督脉位于背部正中线上，总管一身阳气，其活跃能带动全身气血运行；而膀胱经是人体最大的排毒经络，对调节腰腿问题尤为有效。下午3点是刺激膀胱经的最佳时间。此外，膀胱经与肾经相表里，经常练习抱膝滚动式体操还能改善肾虚状态，使心情更加舒畅。

少辛增酸，预防秋燥

从立秋开始，空气逐渐变得干燥，中医建议此时应多食用能滋阴润燥的食物，如银耳、藕、菠菜、鸭蛋、蜂蜜等，以保护人体阴液不受燥邪侵害。

秋季养阴的关键在于通过增酸来收敛过旺的肺气，同时减少辛味食物的摄入以降低肺气的耗散。酸性食物能刺激唾液分泌，有效缓解身体的干燥状况，如酸梅等酸味水果在秋季尤为适宜。但像西瓜这类大寒瓜果则须减少食用。葡萄作为此时节的时令水果，虽然营养丰富，但属寒性，不宜过量食用，且食用后不宜立即饮水，以免引发腹泻。胃酸过多、痰热咳嗽、胸闷咳喘者更应注意控制葡萄及其他酸性食物的摄入量。

第十四章　处暑

处暑，通常在每年的8月23日或24日。"处"意为终止，故"处暑"标志着夏日暑热的正式结束。此时，白天尚热，早晚转凉，昼夜温差增大，降水减少，空气湿度降低。谚语如"一场秋雨一场凉""处暑热不来"等生动描绘了处暑时节的气候特征，预示着气温由热转凉的过渡。

处暑吃鸭子，滋阴又补虚

民间流传着处暑时节吃鸭肉的习俗。中医认为，鸭肉味甘性凉，是适合秋季滋补的理想食材。

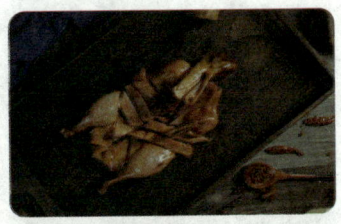

南瓜粥，滋养脾胃

秋天是滋补的季节，处暑时节，通过饮食调养脾胃尤为重要。中医理论中，黄色食物入脾，有助于滋养脾胃。南瓜能够补中益气，是养护脾胃的上佳选择。在南瓜粥中加入小米、玉米和红枣，小米补虚，玉米调和脾胃，红枣补血养气。这些食材除了红枣外均为黄色，各具补益特色，共同成为脾胃的优质滋补品。

脾胃为后天之本，其健康状况直接关系到五脏六腑的运化与滋养。对于身体瘦弱、脾胃不和的人来说，坚持食用南瓜粥一个月，气色可以得到改善。

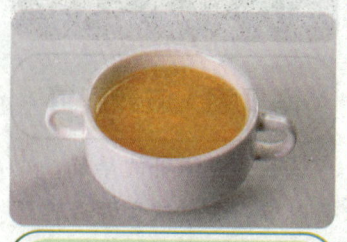

脚趾操的好处

脚趾操能够改善睡眠质量，强壮腰背并提高头脑和手脚的灵活性。通过简单的脚趾运动，可以打通经络，促进血液循环，从而有助于解决一些健康问题。对于老年人来说，脚趾操是一种安全有效的锻炼方式，能够避免剧烈运动可能带来的身体损伤。坚持每天练习，不仅能够提升身体健康水平，还能带来乐趣和愉悦感，是一种适合全家老少共同参与的锻炼方法。

脚趾操的做法简单易行，共包含三式。

第一式是抓紧，即把所有脚趾都紧紧地抓扣住。

第二式是大脚趾上翘。需要把大脚趾努力向上打开，而其他四个脚趾保持紧紧扣住不动的状态。

第三式是展开。需要将五个脚趾都尽量打开，确保所有脚趾之间互不挨着。

每天晚上泡完脚后，按

顺序练习脚趾操，坚持一段时间，就能发现它带来的好处。

打通三关，身体不虚

处暑时节，一些人可能会出现头昏眼花、视力下降等不适症状，这通常是夏季胃口不佳导致的身体亏虚。人们往往想在秋季进补以恢复体力，但是猛然进补可能会导致虚不受补的情况。对于身体虚弱、乏力的人来说，通过穴位按摩来打通"三关"，能够显著提升进补效果。

具体操作如下：

第一，双手十指交叉放在后颈部，用掌根提捏颈肌至发热，这一动作可清除头部和面部的毒素，并缓解头痛、颈椎病等症状。

第二，坐在椅子上，用两手拇指掐按两腿后膝窝正中的委中穴，可增强腰部、背部气血流通，解决相关问题。

第三，双手握拳，轻轻叩打八髎穴。这八个穴位是膀胱经中部的枢纽，刺激它们可以清除上半身毒素，改善腰背酸痛、坐骨神经痛等问题，对女性还有消炎、活血、化瘀的养生效果。

通过以上步骤，可使膀胱经基本畅通，既能防御外邪，又能有效排毒，为体虚之人打通了身体强健之路。

第十五章 白露

白露，标志着深秋的临近。此时，随着气温逐渐下降，白天阳光尚暖，但夜幕降临后凉意袭人。自夏至阳气鼎盛后，至白露时阴气渐增，清晨的露水愈发厚重，晶莹剔透，因此得名"白露"。

> **白露食龙眼，养血又养颜**

福建等地流传着白露食龙眼的习俗。食用龙眼确实具有多种益处，如益气健脾、养血安神、美容养颜

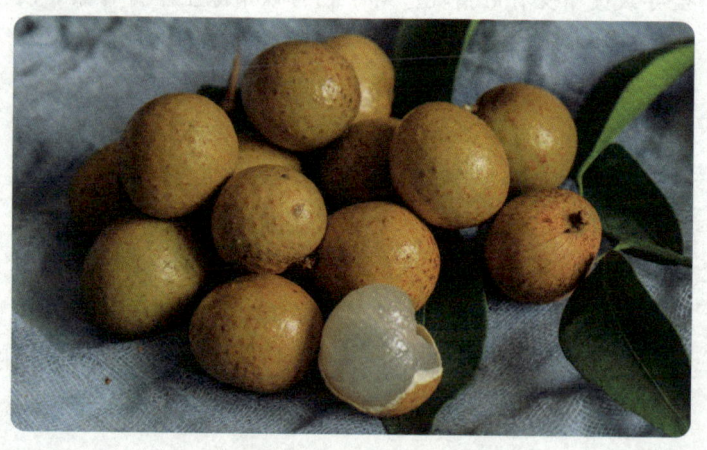

等，并能辅助治疗贫血、失眠及神经衰弱等疾病。这一传统习俗已深深根植于福建人的生活中。

补气茶补元气

白露时节，半月痕不足的朋友可以饮用补气茶来增强免疫力。其主要原料包括制首乌、生地、枸杞、黄芪、菊花、红枣和冰糖。其中，制首乌能平补肝肾，生地和枸杞能滋阴补肾，黄芪和红枣能健脾益气，而菊花能清热，冰糖则能调和药性，平衡其他药材的热性。

这些药材搭配起来具有滋阴益气、温补肝肾的功效，而且不燥不腻，适合常饮。一般来说，连续饮用一个月后，手指上的半月痕便会开始增长，这是元气充足、体质快速改善的表现。

鼻子保健操，预防鼻炎

在秋季气候干燥、温差大的时期，鼻炎问题需要引起人们的重视。做鼻子保健操是一种有效的预防鼻炎的方法，具体做法如下：

首先用右手食指指腹从鼻根部沿鼻梁自上而下轻轻按摩20次，再绕鼻子周围按摩20圈；接着用拇指和食指捏住鼻翼两侧，连续捏放20次；最后将两手掌搓热，用右手手掌捂鼻轻拍20次，并进行10次深呼吸。整个流程可连续做2遍，持续2~5分钟。

通过刺激鼻部血管及其周围穴位，如人中穴、四白穴、晴明穴等，能扩张血管、加快血液循环、增强鼻部抵抗力，从而预防呼吸道疾病。同时，这一保健操还能调节气血、通经活络，对神经衰弱、脑动脉硬化、中风、嗅觉迟钝、视力下降等病症也有一定的防治作用。做鼻子保健操时，须注意动作要轻柔，避免损伤鼻黏膜。建议在空气流通的场所锻炼，最好晨起进行，并持之以恒，连续练习1~2个月效果更佳。

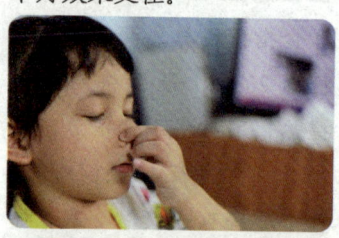

按摩小腿肚，补肾气

从白露节气开始，随着天地阳气收敛，肾开始收藏阳气以备过冬，此时调理肾经尤为重要。按摩小腿肚可以补虚肾气。每晚睡前泡脚后，坐于床上，脚心相对，双手握住小腿肚肌肉向外翻并按摩，从腿部上方至下方，再从下方至上方，直至小腿发热。这样可以疏通肾经，并按摩到肾经、肝经、脾经和膀胱经四条经络，促进经络通畅，使人获得身体的舒适感。

此法不仅能补肾气，改善手脚冰凉、耳鸣、腰腿酸软无力、尿频、尿急、脱发、失眠多梦等症状，还能瘦小腿，对女性痛经也能起到良好的缓解作用。坚持练习一个月即可见效。

第十六章 秋分

秋分，通常出现在每年的 9 月 22 日、23 日或 24 日。此时，太阳位于黄经 180°，直射赤道，昼夜时长相等，标志着秋季已过一半，气候开始向深秋过渡。

> **秋分食秋菜，清肠体更健**

岭南部分区域保留着"秋分食秋菜"的传统习俗。"秋菜"主要指野苋菜。每

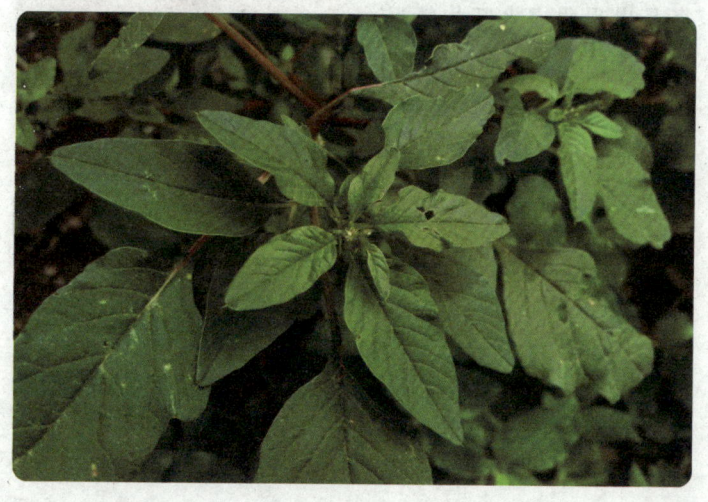

逢秋分时节,家家户户便会外出采摘秋菜。采摘回来的秋菜可与鱼片一同煮汤,这汤被叫作"秋汤"。

叩齿保健

叩齿保健是一种简单有效的秋季养生方法,尤其适合体质虚弱、脾胃不好的人群。在干燥的天气里,人体容易出现阴虚火旺的情况,进而导致脸色暗沉、眼睛干涩、喉咙干痒、咳嗽等问题。而叩齿保健法通过空口叩齿,每天早晚各做36次,可以坚固牙齿,同时还可以锻炼面部肌肉。

在叩齿过程中产生的唾液也不要吐掉,可以分作三小口徐徐咽下。中医认为,唾为肾之液,有滋润皮毛、五官,濡养内脏、骨骼以及脑髓的作用。坚持叩齿保健,可以改善人体阴虚火旺的状况,使皮肤变得光泽饱满、年轻且滋润,同时也能增强体力并提升牙齿的坚固度。长期坚持,到老年时也能保持健康的牙齿,从而全面保持身体健康。

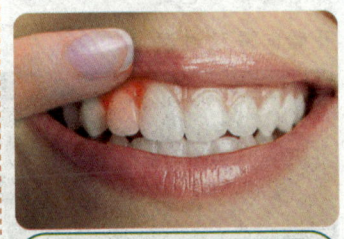

贝母雪梨,呵护嗓子

秋天,是嗓子容易沙哑的季节。然而,梨子对于由秋燥引发的各种症状,如嗓子沙哑、咳嗽等,具有极佳的预防和缓解功效。

当你感到嗓子不适或出现咳嗽症状时,不妨尝试一下贝母雪梨这道食疗佳品。将梨洗净,从顶部挖出一块果肉,放入贝母,再盖上蒂头,放入电饭锅中炖煮,便可享受它带来的止咳化痰、清热平喘的功效。

中医认为,梨能润肺凉心,清痰降火,对于热性病引发的多种症状,如烦渴、咳嗽、喉痛、失音等,都有良好的缓解作用。而贝母则具有清热化痰、润肺止咳的功效,与梨相结合,更是相得益彰。

养肺补水,水润肌肤

秋燥伤肺会反映在我们的皮肤上。根据《黄帝内经》的记载,肺主皮毛,是水上之源,肺热、肺燥则皮

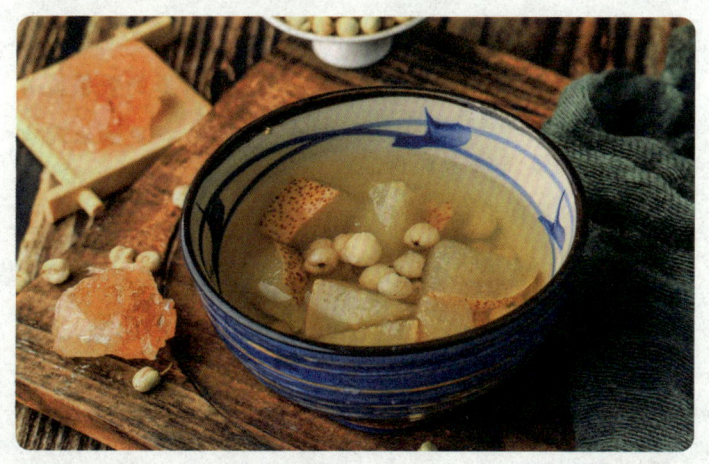

肤干燥。因此，要想保持皮肤的水嫩光滑，仅靠护肤品是远远不够的，关键在于养护肺脏。

秋季应尽量避免食用辣椒、葱、姜、蒜、胡椒等燥热之物，以及油炸、肥腻的食物，以防加重秋燥症状。可以选择具有润肺功能的食物，如梨、蜂蜜、冰糖、大米、莲子、百合等，这些食物都能有效润肺，帮助皮肤保持水分。

除了饮食调理外，还可以尝试鼻吸蒸汽法来润肺。将热水倒入茶杯中，用鼻子对准茶杯吸入蒸汽，每次约10分钟，这样可以使肺脏得到滋润。同时，按摩曲池穴、三阴交穴、合谷穴和迎香穴等穴位，能活血、滋阴、清热，改善皮肤干燥的状况。特别是合谷穴和迎香穴，这两个穴位是面部美容大穴，经常按摩能让人拥有健康好气色。

此外，勤洗澡也有助于促进血液循环，使肺脏与皮肤气血畅通，从而发挥润肤、润肺的作用。结合这些养护措施，再配合使用适当的护肤品进行补水保湿，你会发现皮肤保养的效果显著提升，肌肤变得更加水润有光泽。

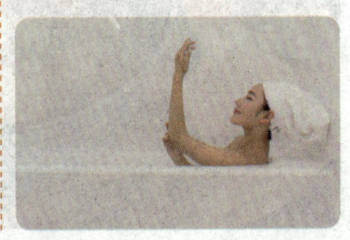

第十七章 寒露

寒露,意味着气温较白露时更低,地面露水渐冷,预示着霜冻的临近。"秋分早,霜降迟,寒露种麦正当时。"在繁忙的农事间隙,人们通常通过饮酒、登高来迎接寒露的到来。

寒露吃螃蟹

我国很多地区在寒露节气有品尝螃蟹的传统习俗。此时正值秋高气爽、菊花盛开、螃蟹肥美之时。因此,寒露时节,不妨品尝几只肥

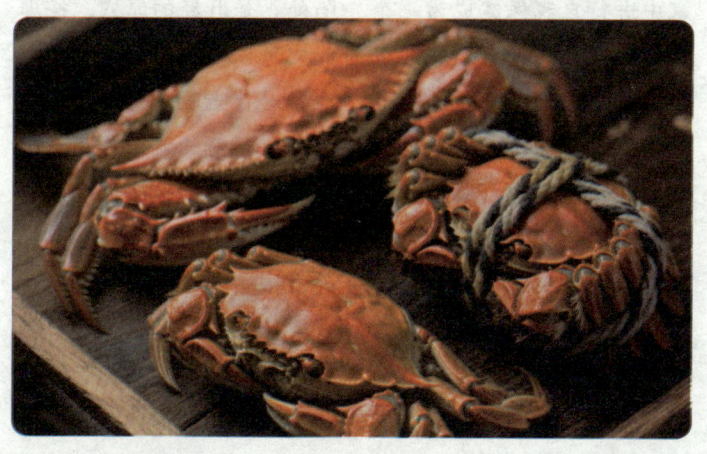

美的螃蟹，让味蕾尽享秋日的馈赠。但螃蟹性寒，患有伤风、发热、胃痛、腹泻等症状的人最好不要食用，否则会加重病情。

用这三个穴位，给自己做足疗

寒露时节，老年人由于体质偏弱，加之气候变冷，外出锻炼多有不便，如何在家中进行自我保健成为一个重要问题。每天只需花几分钟时间进行脚部穴位按摩，便是一种既简单又有效的保健方式。主要包括脚上的三个穴位——太溪穴、太冲穴和太白穴。

太溪穴位于内踝骨后方凹陷的位置，是肾经的重要穴位，既能滋阴降火，又能培阳补肾。按摩此穴可以调理由肾阳虚引起的各种症状，如怕冷、四肢冰凉、头晕、胆小易惊等，也能调理肾阴虚引起的慢性咽炎、心烦意乱、失眠多梦等问题。对于肾气虚的人群来说，按摩太溪穴是一个非常好的选择。

太冲穴位于脚背上的大脚趾和第二个脚趾之间的凹陷处，是肝经的原穴。按摩此穴可以疏肝解郁、调和气血，对青光眼、心脑血管疾病等有很好的调治作用。老年人如果感觉按摩这个穴位特别疼，可能提示血压异常，经常按揉有助于调节血压。

太白穴在脚内侧缘，第一跖趾关节后下方赤白肉际处，是脾经的原穴。按摩此

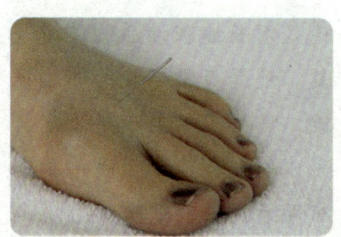

穴，可以健脾化湿、理气和胃，调治因脾胃功能下降导致的消化不良、胃痛、腹胀等症状，还能改善脸色发黄、乏力犯困、食欲缺乏等问题。

行气活血，防治肩周炎

随着气候逐渐转凉，阳气由升发转向收敛，肩周炎也迎来了秋季高发期。中医认为，肩周炎是由于人体肝肾亏损、气血不足，加之风邪、寒邪、湿邪乘虚而入，血不养筋、经气不畅而引发的疼痛病症。因此，预防肩周炎的关键在于补气血、祛寒湿，以提高自身免疫力。

在饮食方面，应多摄入具有理气、活血、通络作用的食物，如羊肉、木瓜、丝瓜、韭菜、山楂等，这些食物能够强健筋骨，促进血液循环。同时，多吃一些具有驱寒功效的食物，如葱、姜、蒜、辣椒、牛肉等，也有助于抵御寒邪的侵袭。也可适量饮用白酒，利用其行气活血的功效预防肩周炎，但须注意饮酒要适量。

除了饮食调养，按摩穴位同样能起到行气活血、预防肩周炎的作用。合谷穴、肩井穴、天宗穴等都是缓解肩周炎的有效穴位。通过刺激这些穴位，可以缓解肩部酸痛，促进气血流通。结合风池穴、天柱穴进行按摩，效果更佳。此外，进行一些简单的功能锻炼，如手爬墙、甩手等，也能增强肩部的活动能力。但这些锻炼需要持之以恒，循序渐进，幅度由小到大。

科学泡脚，事半功倍

寒露时节，天气转寒，养生重点在于防寒保暖，尤其是足部的保暖至关重要。谚语有云："白露身不露，寒露脚不露。"这是因为足部距离心脏较远，易受寒邪侵袭。用热水泡脚就是一种简单而有效的养生方法。

热水泡脚不仅能驱散寒气，温暖全身，还能促进血液循环，及时消除疲劳，无论是对长途跋涉后的体力恢复，还是日常早晚的养生保健，都大有裨益。早上泡脚可以健脑强身，夜晚泡脚则有助于提高睡眠质量。

但是泡脚也须讲究科学方法。泡脚时间不宜过长，以免增加心脏负担；体质虚弱者和老年人应缩短泡脚时间，并在泡脚过程中留意身体状况，如有不适，应立即停止。此外，晚饭后至少等待1小时再泡脚，以免影响消化吸收。遵循这些注意事项，科学泡脚，方能事半功倍，让养生效果更加显著。

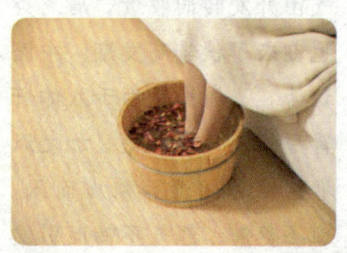

第十八章　霜降

霜降标志着秋季的圆满收官,也拉开了冬季的序幕,意味着天气转寒,初霜显现,树叶渐黄飘零,蛰虫蛰伏洞中,静待冬眠。霜降之时,养生保健尤为关键,民间谚语云"年补不如霜降补",凸显霜降对人体健康的重要影响。

霜降吃柿子,嘴唇不开裂

有句俗语这么说:"霜降吃灯柿,不会流鼻涕。"在霜降时节,许多地方都有吃红柿子的风俗。人们相信,霜降时吃柿子,冬天就能远离感冒流涕的困扰。闽南地区流传着"霜降不吃柿子,整个冬季嘴唇就会干裂"的说法。

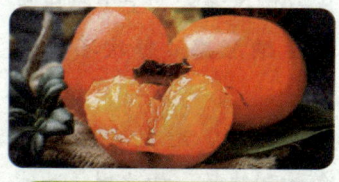

预防哮喘的小妙招

霜降时节,哮喘易发作,但通过以下小妙招,可以有效预防。

首先,注意背部的保暖防寒。风门穴是风邪出入胸腔的门户,对肺的影响极大。哮喘患者应避免穿露背衣物，并适当点按或推揉此穴位，每次时间不超过10分钟。

其次，预防感冒是关键。90%的哮喘发作都是由感冒引发的。按摩风池穴可增强抵御风邪的能力。双手十指紧贴枕后部，用拇指按压双侧风池穴，上下推压至产生酸胀感，每次不少于32下。

再者，避免贪食寒凉食物和饮品，如冰棍、冰水等，以免诱发哮喘。

最后，消除体内寒痰，调治脾、肺和肾三脏。平时多吃滋补三脏的食物，如山药、栗子、核桃等，特别是山药，其滋补效果显著。清末民国名医张锡纯推荐的"山药芡实薏米粥"就非常适合哮喘患者食用。

三个穴位，调理肠胃

秋冬季节，胃肠疾病多发。中医认为，这与天地间阳气日退、阴寒渐生的气候特点密切相关。为了有效缓解和治疗胃肠疾病，除了注意饮食和保暖外，穴位按摩也是一种简单有效的方法。

中脘穴是治疗胃肠疾病的关键穴位。仰卧放松，用手指用力按压6秒后松开，重复10次，能有效缓解胃部不适。

天枢穴位于肚脐左右两指宽处，按摩此处约2分

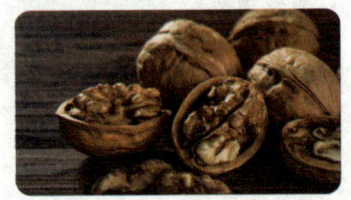

钟，有助于缓解消化不良、恶心呕吐、胃胀、腹泻等症状。

足三里穴则是促进胃酸分泌、止痛的重要穴位。按压该穴位6秒后松开，重复10次，即可达到调理肠胃的效果。

掌握这三个穴位的按摩方法，让你在秋冬季节也能轻松调理肠胃，保持健康。

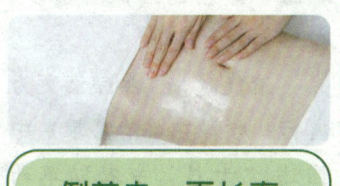

倒着走，更长寿

秋天气候渐凉，人体的生理功能相对减弱，此时应适当增加运动量，可以强化心肺功能。倒行与常规的前行方向相反，动用的筋骨、肌肉群也不相同。长期前行，人体姿势和骨盆会向前倾，导致颈椎、腰椎、腰肌以及膝关节处于紧张状态，久而久之可能引发习惯性慢性劳损。而倒行时，人体姿势和骨盆的倾斜方向与前行相反，能有效松弛和调节颈部、腰部的紧张状态，有助于缓解劳损部位的不适。

进行倒行锻炼时，应选择车少、人少的宽阔地带。步履大小、快慢适度，脖子可轻轻左右扭转，两手自然摆动，保持全身放松。这种反常态的运动方式，可让人在享受运动乐趣的同时，迈向更加健康长寿的生活。

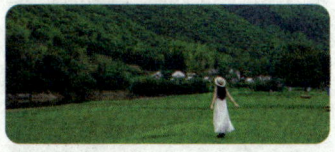

第十九章 立冬

立冬,是冬季的初始,标志着万物进入收藏期,以抵御严寒的侵袭。天寒地冻的环境使得日常活动变得更为艰难,人们需要耗费更多的体力与精力。因此,在这个时节,人们应当顺应天地万物的规律,收敛身心,秉持"俭德避难"的原则,低调行事,以养精蓄锐。

冬酿酒,味更醇

立冬时节,最具朴素人情味的习俗莫过于酿酒。这一传统在《诗经》中就有记载:"八月剥枣,十月获稻。为此春酒,以介眉寿。"至

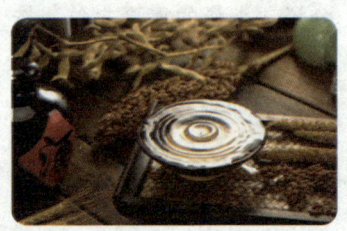

宋代,人们的酿酒技艺日益精进,酿出的酒品种繁多,口感也愈发醇厚。

清代时,立冬酿酒更为盛行。顾禄在《清嘉录》中描述:"十月,乡农以草药酿酒,谓之'冬酿酒'。"所用的草药有秋露白、杜茅柴、靠壁清、竹叶清等。山村人家多以自家米酒搭配草药自酿,酒香醇厚,独具风味。

第十九章 立冬

冬天一来,多多晒背

随着冬季的降临,工作繁忙与精神紧张往往导致人们睡眠质量下降,早晨起床时眼睑微肿,这往往是阳气不足的表现。尽管工作不能放下,但适时晒太阳,尤其是晒背,能够有效补充阳气。

中医认为,冬天的自然规律是阴盛阳衰,适当晒太阳可以壮阳气、温通经络、改善体质。掌握正确的晒太阳方法,即背部对着阳光,闭眼做腹式呼吸,能够帮助消除疲劳,提升日间精力,改善夜间睡眠质量。

百菜不如白菜

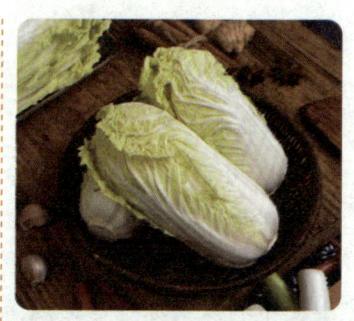

在寒冷的冬季,许多人会出现口腔溃疡、牙龈肿痛出血,以及大便秘结等症状,这时适合多吃一些大白菜。大白菜含水量高达95%,是冬季滋阴润燥、护肤养颜的佳品。其丰富的纤维不仅能够促进肠胃蠕动,帮助消化和排泄,还能有效减轻肝、肾负担,预防多种胃病。同时,大白菜所含热量极低,且含钠量也少,对于中老年人和肥胖者来说,是保持身体健康、减肥的理想食物。

在中医理论中,大白菜

性微寒、无毒，具有养胃生津、除烦解渴、利尿通便、清热解毒等多种功效。它不仅可以用于治疗感冒、发热、口渴、支气管炎、咳嗽等，还能缓解食积、便秘、小便不利以及冻疮等问题。特别是对患有冻疮的人来说，将大白菜洗净切碎煎成浓汤，每晚睡前用以清洗患处，连续使用数日，便能见到明显效果。

多吃菌类食物

随着冬季的到来，新鲜绿叶蔬菜的供应有所减少，人们的食量却明显增加，此时食用菌类蔬菜便成了理想的选择。香菇以其和胃益肾、补气健脾的功效，被誉为"蘑菇皇后"，不仅营养价值高，还能降解毒素。黑木耳具有清肺益气、润燥益胃、活血滋补的功效，对多种血证有辅助治疗效果，其含有的植物胶质是天然滋补佳品。银耳能养阴生津、润肺化痰，常食有助于缓解失眠、神经衰弱等症状。金针菇补肝益肠胃，其高锌含量对男性前列腺健康有益，同时还是防治高血压的理想食物。平菇能补虚，增强体质，对改善人体新陈代谢、调节神经系统功能、缓解腰腿疼痛等有显著效果。

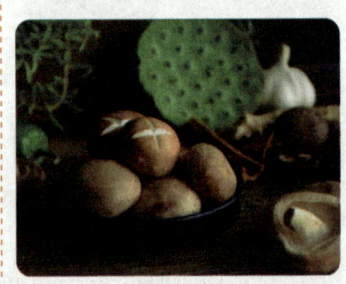

第二十章 小雪

小雪，约于每年11月22日或23日到来。此时，中国多地西北风频吹，气温渐降至0℃以下，部分地区开始降雪，因为雪量通常不大，故称为"小雪"。随着小雪的到来，万物失去活力，严冬悄然降临。

十月朝，糍粑禄禄烧

小雪节气，南方部分地区盛行吃糍粑的习俗。糍粑是以糯米为主料，经过蒸熟、捣烂加工而成的特色美

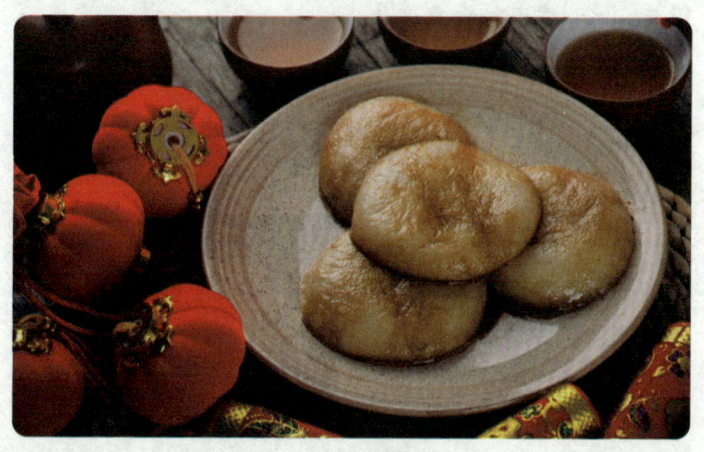

食，在南方地区广为流传。

按摩排毒的小妙招

冬季进补虽好，但若体内毒素瘀滞，盲目进补可能适得其反。因此，欲补先清，在进补之前，通过一些简单的按摩手法，能有效排除体内毒素。

首先，按揉腋窝处的极泉穴，这是心经的重要穴位，能祛心火，尤其适合急躁易怒的人。经常按揉此穴位，有助于疏通心经、平复情绪。

其次，拍打肘窝，这里经络密集，分布着肺经、心包经、心经等。拍打可排除心肺的火气和毒素，对于咽喉肿痛、口腔溃疡等症状有一定的缓解作用。

最后，拍打膝窝处的委中穴，这是膀胱经的"排污口"。每周拍打一次，能有效清除体内的湿热毒素。

懒人伸腰，提神醒脑

在冬季工作间隙，当感到疲劳时，只须将椅子后移，双腿前伸，脚尖回勾，双手十指交叉上举，便能有效拉伸膀胱经，加快排毒，缓解腰背和腿部的酸累感。这个动作能在短时间内显著恢复人的精力，还能改善压抑的情绪，让人心情舒畅，充满积极向上的动力。

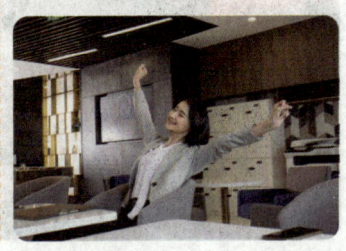

缓解抑郁情绪的食物

随着冬季的到来,很多人容易遭受季节性情感失调症的困扰,表现为懒散嗜睡、精神不振和情绪抑郁等症状。为了缓解这些症状,我们可以通过饮食来调节情绪,如摄入一些特定的"开心"食物。

香蕉中富含 5-羟色胺,这种物质能有效缓解烦躁、失眠、悲观等负面情绪,使人心情变得平静、愉悦。但须注意,脾胃虚寒者不宜过量食用。

全麦面包等全谷类食物同样有助于振奋精神。这类食物富含硒元素,这种微量矿物质对改善情绪低落有显著效果。除了全麦面包,鸡肉、海鲜也是硒元素的良好来源。

菠菜富含叶酸,而叶酸摄入不足可能导致失眠、焦虑、健忘等症状,甚至引发抑郁症状。因此,增加菠菜的摄入量,或者选择其他富含叶酸的食物,如猕猴桃、芦笋、橘子和豆类等,都能有效缓解抑郁情绪。

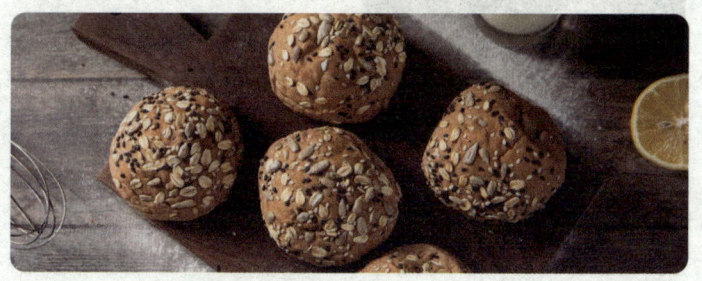

第二十一章 大雪

大雪的到来即将拉开深冬的序幕。这时，我国大部分地区的夜间最低气温已悄然降至0℃以下，可谓寒意袭人。

大雪腌肉

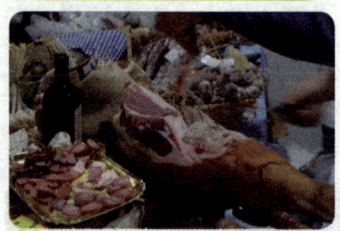

俗话说："小雪腌菜，大雪腌肉。"大雪节气的低温条件能够有效防止食物变质。因此，家家户户便纷纷投入腌制咸肉的忙碌中，以此准备迎接即将到来的新年，为餐桌增添一份独特的风味。

四个小妙招让你精神大振

冬日里的精神不振，通常由体内能量不足、气血不够旺盛引起。下面介绍四个小妙招，可以帮助你振奋精神，轻松应对不良状态。

第一，补充能量，不妨来点葡萄。葡萄富含的葡萄糖和果糖能够迅速转化为能量，增强体力，有效消除疲劳。对于神经衰弱和过度疲劳的人来说，更是补益的

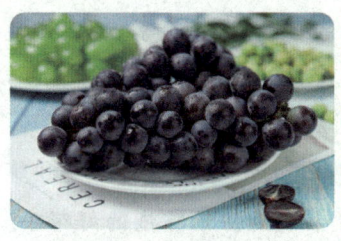

佳品。

第二，醋也是消除疲劳的小能手。当你劳动或运动过度，肌肉酸痛时，可以适当喝点果醋。醋能加速体内乳酸的氧化，帮助乳酸排出体外，从而有效缓解疲劳。当然，含有机酸多的水果同样具有此功效。

第三，深呼吸是缓解紧张情绪、提神醒脑的好方法。通过深呼吸，可以减慢心跳速度，缓解神经紧张，降低血压。每天只须做10~15次深呼吸练习，让空气充分充满胸部和腹部，然后再慢慢地呼出，建议每分钟呼吸6次，就能明显感受到效果。

第四，伸展运动能增加氧气摄入量，提升精神状态。双脚分开与肩同宽，身体略微向前倾斜，然后轻轻地弯腰，十指交叉向外翻，双臂前伸，保持10秒后放松，再重复做。这个简单的运动不仅能减轻肌肉张力，还能加速血液循环，帮助把氧气输送到大脑等重要器官，让你瞬间精神焕发。

治疗冻疮的方法

在寒冷的冬季，若保暖不当，外露的肌肤，如鼻子、耳朵、面部、手、脚等部位极易发生冻疮。治疗冻疮，要采取正确的措施。

一旦发生冻疮，切忌立即烘烤或用热水烫洗，以免加重局部症状，导致溃烂。对于新发冻疮且未溃破的患者，可以采取一些温和的外用疗法。例如，把麝香镇痛膏贴在患处，或者涂抹红花油、活络油等药物，这些药物具有温经散寒、活血化瘀的功效，有助于缓解冻疮症状。

除了药物外，生姜和萝卜也是防治冻疮的好帮手。将生姜切片，用小火烤热后，来回搓擦患处。生姜的辛辣成分能刺激血液循环，促进冻疮的消退。另外，将

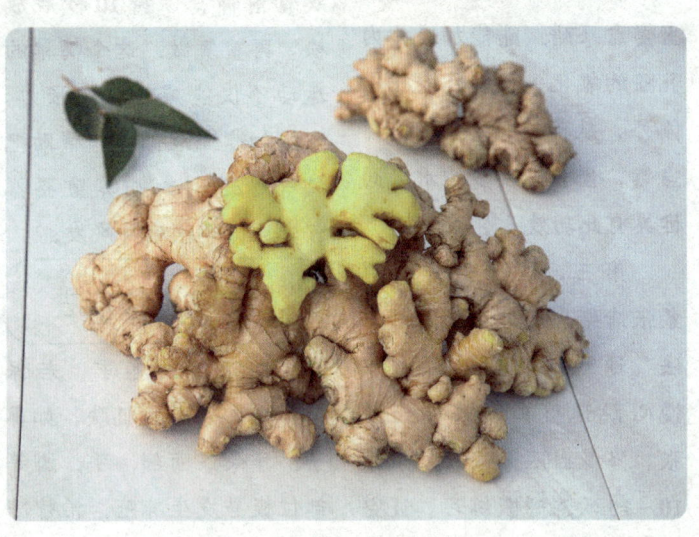

白萝卜切段煮熟，用煮萝卜的水来浸泡患处，同时用萝卜片擦拭，也能取得很好的治疗效果。

如何保持口气清新

严冬时节，由于人们运动量减少，肠胃运化不畅，口臭问题时有发生。为了保持口气清新，可以尝试以下几种方法。

首先，嚼花生是一个简单有效的选择。花生含有多种天然芳香物质，嚼食后能迅速改善口腔异味，使口气趋近自然。

其次，嚼干茶叶也是不错的选择，但为了避免茶叶的苦涩味道，可以与低糖口香糖一同咀嚼。茶叶具有杀菌作用，能消灭形成口臭的主要杂菌，与口香糖配合使用，不仅有助于清洁口腔，还能尽快消除口臭。

此外，正确的刷牙方法和清洁舌苔同样重要。饭后刷牙时，要使用牙刷以正确的角度和幅度轻轻地刷牙齿和牙龈，同时清洁舌头表面的舌苔，这样能有效预防和改善口臭。

最后，调整生活习惯也是保持口气清新的方法。应保持饮食清淡，避免熬夜，多吃有利于清肠通便的食物，如黑木耳、土豆、红薯、香蕉、苹果等，以及具有润肠通腑、化消去腐效果的蜂蜜。建议有便秘问题的人，每天早晨喝一杯蜂蜜水，这样有助于排便，缓解口臭问题。

第二十二章　冬至

冬至，是一年中白昼最短、黑夜最长的一天。古人认为，这一天阴气达到极致，而阳气初生，象征着阴阳的交替与转换。尽管此时阳气初露端倪，但阴气依然强盛。

> **冬至吃饺子，耳朵冻不坏**

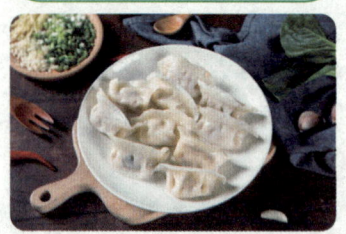

在冬至这一天，不论家境如何，饺子总是餐桌上不可或缺的传统美食。人们将其形象地称为"安耳朵"，寓意着吃了饺子能够保护耳朵，使其免受寒冷侵袭。

> **缓解高血压的菜品**

在寒冷的冬季，高血压患者需要更加注意保健。通过选择具有降压效果的菜品，高血压患者可以在享受美食的同时，有效控制血压，维护身体健康。

冬瓜、萝卜、胡萝卜、番茄、茄子、土豆、莲藕等蔬菜，都是高血压患者的理想选择。这些蔬菜富含钾、镁等矿物质。在制作这些菜品时，还可以适量加入菊花作为佐料，能够进一步提升菜品的降压效果。

在食用这些降压菜品时，高血压患者需要注意烹饪方式。尽量采用蒸、煮、炖等健康的烹饪方式，避免油炸、煎炒等做法。同时，也要控制菜品的盐分摄入，保持清淡的口味，以使其更好地发挥降压效果。

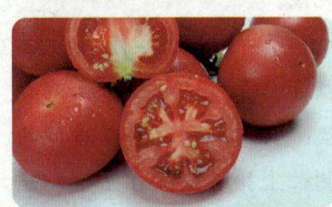

保持肠道健康，防止便秘

冬季，由于人们运动量减少和饮水量下降，便秘成了一个常见问题。长期便秘，如大便带血、脱肛、肛裂，或诱发痔疮等情况，可能会导致面色晦暗、皮肤粗糙、黄褐斑、痤疮以及肥胖等症状。

保持肠道健康，需要从饮食做起。要定时定量、细嚼慢咽，避免暴饮暴食。减少辛辣、刺激性食物的摄入；增加膳食纤维的摄入，如亚麻籽、菠菜等，有助于软化大便，促进代谢废物排出。

除了饮食调整，运动也是保持肠道健康的重要手段。久坐的生活方式容易引发便秘。因此，须定期进行适量的运动，如轻快行走、慢跑、骑自行车或游泳等。

此外，养成良好的排便习惯也是防止便秘的关键。

每天至少排便一次,当有便意时应立即去排便,避免抑制排便的神经冲动。排便时间不宜过长,每次最好不要超过6分钟,同时要避免在排便时看书报、玩手机等分散注意力的行为。

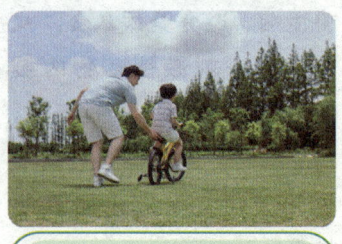

保护阳气,赶走瞌睡

俗话说"睡不醒的冬三月",不少人在冬天特别容易犯困,这与阳气不足密切相关。为了赶走瞌睡,保护阳气至关重要。

积极参加体育锻炼,可以提升阳气、摆脱困倦。选择阳光充足的时段进行晨练,无论是散步还是跑步,都能让人在运动后感到神清气爽。但需要注意的是,运动后要及时保暖。

保证充足的睡眠也是保护阳气的关键环节。传统养生观念认为,睡觉时要关好门窗,有助于阳气内守。卧室面积不宜过大,以免阳气耗散。

当犯困时,可以尝试以下小妙招来快速提神醒脑。吸气时,双手从身体两侧往上抬,交叉在脑后;吐气时,顺势弓身低头,保持一分钟;然后慢慢挺直身体吸气,再吐气,两手慢慢放下,全身放松。如此连续重复5次,精气神就会得到显著提升。

第二十三章 小寒

小寒是二十四节气中的第二十三个节气,通常在每年的1月5日或6日。小寒的到来,预示着一年中最为严寒时段的开启,此时尤其要注意防寒保暖。

腊八粥,美味又养胃

农历腊八节,往往恰逢小寒节气前后。在全国大部分地区,人们都有在腊八节吃腊八粥的传统习俗。腊八

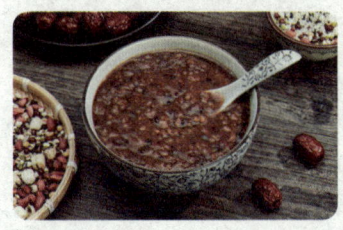

粥不仅是节日里的一道美味佳肴,更因其丰富的食材搭配而具有滋养身体的功效,被视为养生佳品。

桂枝大米粥,缓解风湿症状

桂枝大米粥能有效驱散风寒之邪,对缓解风湿病症状有一定的作用。

具体做法:备好桂枝10克、大米100克、葱白2根、生姜3片。将桂枝洗净,加水浸泡并进行水煎取汁,再将大米放入桂枝水中熬煮,粥快熟时加入葱白和姜片,小火熬至粥熟即可。

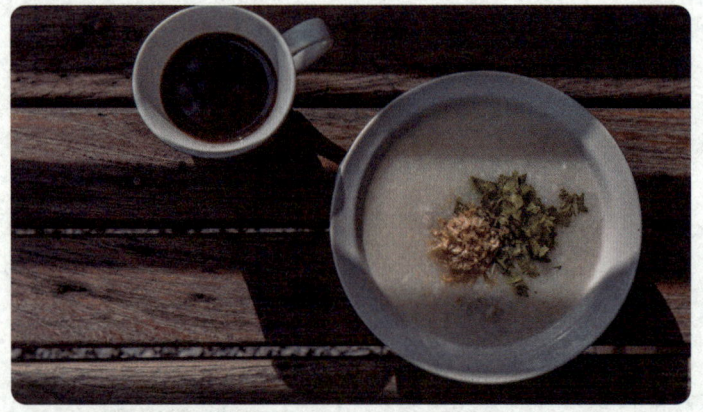

此粥中的桂枝具有发汗解肌、温经通脉、助阳化气、散寒止痛的功效,需要趁热食用。

常敲肝胆经,清理内湿热

冬季,许多人因为不了解排毒的重要性,往往吃得过于油腻,导致出现油光满面、口干口苦、胸口发闷等不适症状。这些症状其实是体内湿热过重、肝胆负担加重的表现。

肝胆经是人体重要的经络,其中胆经位于大腿外侧,大致与裤子外裤线的位置重合;而肝经则位于大腿和小腿内侧,与内裤线有一定对应关系。每天早晨起床后,我们可以沿着外裤线的位置敲打胆经,重点敲打那些感觉疼痛的部位,这些疼痛点往往是毒素瘀积的地方。敲打胆经能促进肝胆排毒,增强身体免疫力,让人精神焕发。

晚上睡前,我们可以推拿肝经。具体做法是:双腿分开,从左腿开始,双手相叠按在大腿根部,稍用力向前推到膝盖,反复推上几十遍。这个动作能打通肝经,疏调肝气,使肝脏充分排毒。坚持早起敲胆经,晚上推拿肝经,不出一个月,你就会发现自己变得身轻体健、精力充沛。

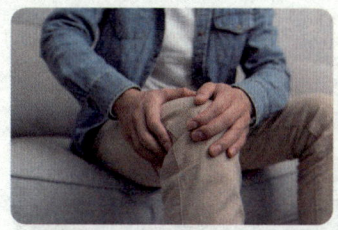

敲打肝胆经不仅能疏通经络,对于女性而言,还能帮助解决腿粗的烦恼,清除脸上的黑斑,达到美容美体的效果。男性则可以通过这个方法升发阳气,增强精力,提高生活质量。老年人也可以将敲打肝胆经作为日常保健项目,有助于养生延年。

除了敲打肝胆经外,还需要注意饮食和生活习惯。避免暴饮暴食,保持良好的作息习惯,尤其是晚上11点到凌晨3点这一肝胆经活跃的重要时间段,一定要保证充足的睡眠。

小心暖气病,预防感冒

冬季的寒冷让人们更倾向于待在暖气房中。然而,长时间处于暖气环绕的环境中,可能引发一种名为"暖气病"的健康问题。暖气病并非真正意义上的疾病,而是由于室内温度过高、空气干燥所引发的一系列身体不适症状,包括头晕眼花、四肢无力、焦躁不安、皮肤发紧、口鼻干燥以及胸闷等。这些症状会在无形中削弱身体的抵抗力,使人更容易遭受感冒等疾病的侵袭。

预防"暖气病",可采取以下措施:每天早晚开窗通风,让室内外空气得以交换,有助于维持室内环境的清新与舒适。合理控制室内温度,避免温度过高导致不适,一般建议将室内温度保持在20℃左右为宜。也可以通过洒水、放置水盆或养绿植等方式增加室内湿度。

在饮食方面,可多吃一些具有润肺功效的食物,如百合、梨、蜂蜜等。例如,梨子粥能生津润燥、清热化痰。此外,多喝热汤,如白菜豆腐汤、菠菜豆腐汤、羊肉白萝卜汤等,不仅能暖身驱寒,还能滋补津液,为身体提供充足的能量与营养。

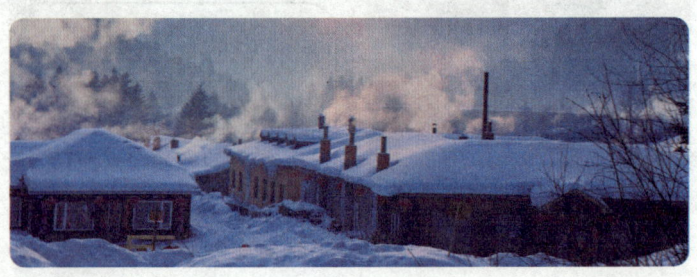

第二十四章 大寒

大寒是一年中的最后一个节气。各地的民众会根据大寒期间的天气变化预测来年的雨水以及农作物的收成情况,从而提前规划农事活动。

又是一年团圆饭

随着春节的热闹氛围日益浓厚,人们最翘首以盼的便是那充满温情与团聚意义的年夜饭。在声声鞭炮中,全家人围坐在炉火旁,共享天伦之乐。或回忆往昔,或展望未来,在欢声笑语与频频举杯之中,共同告别旧岁的尘埃与烦恼,满怀希望地迎接新春的到来。除夕家

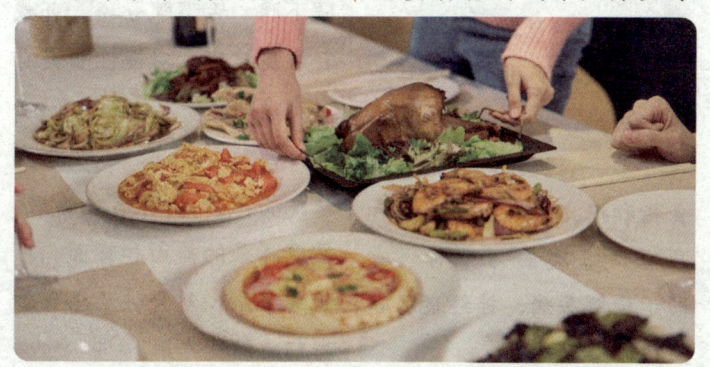

宴，这一流传了数千年的传统习俗，如同一根坚韧的纽带，连接着一代又一代的中国人。

按摩耳朵，强健肾脏

中医认为，肾主藏精，开窍于耳，耳朵不仅是听觉的器官，更是肾脏健康的外在表现。通过按摩耳朵，可以有效刺激相关穴位，促进肾脏的气血运行，达到强健肾脏、养生延年的目的。在冬季这个养肾的最佳季节，可以尝试以下几种按摩耳朵的方法。

第一，提拉耳垂法。用食指和拇指轻轻提拉耳屏和耳垂，每次3~5分钟，有助于缓解头痛、神经衰弱等症状。

第二，手摩耳轮法。用拇指和食指沿耳轮上下摩擦，至耳轮充血发热。

第三，提拉耳尖法。夹捏耳郭尖端进行提拉、揉捏，有镇静止痛、清脑明目、养肾等功效。

第四，搓弹双耳法。轻捏耳垂搓摩至发热后下拉放手，可促进耳朵血液循环。

第五，双手拉耳法。左右手交替牵拉耳朵，可促进颌下腺、舌下腺分泌，可减轻喉咙疼痛，对慢性咽炎有一定疗效。

第六，耳朵运动按摩法。将双掌心摩擦发热后，按摩耳朵的前面和背面，可疏通经络，对肾脏及全身脏器都有保健作用。

弹舌养生，健脑护脑

在快节奏的现代生活中，大脑常处于高度紧张状态，容易导致脑细胞萎缩。中医认为，"心开窍于舌"，舌头不仅是食物的"搅拌器"，更是与大脑紧密相连的重要器官。通过舌头的运动，可以间接刺激大脑，促进神经反射，进而达到健脑护脑的效果。

用力弹动舌头，发出"嗒嗒"的响声，能够锻炼舌头的灵活性，促进血液循环。弹舌养生还能刺激唾液腺，增加唾液分泌量。唾液中富含多种有益物质，对于保护口腔黏膜、促进消化和增强身体免疫力都具有重要作用。在弹舌过程中，将产生的唾液慢慢咽下，对身体大有益处。

除了弹舌之外，还可以结合其他舌头运动方法进行综合锻炼。例如，每天早晨起床刷牙时，对着镜子伸出与缩回舌头、左右摆动舌头等动作，都能有效锻炼舌头的肌肉，提高舌头的灵活性和协调性。长期坚持这些舌头运动，不仅可以缓解咽喉炎、肩周炎等常见疾病症状，还能对高血压、脑梗死等严重疾病起到一定的缓解和预防作用。

冬天呵护面部的方法

冬天呵护面部的重点在于有效预防和改善肌肤问题，尤其是黄褐斑等色素沉着现象。这个季节，良好的肌肤保养往往能达到事半功倍的效果，因为低温和干燥的气候有助于肌肤的自我修复。

对于黄褐斑的预防和淡化，枸杞红枣茶是一个既简便又有效的选择。制作时，只须取一小把枸杞和三至四颗红枣放入大茶杯中，用开水冲泡即可。这款茶不仅口感清新，而且富含抗氧化成分，具有补肝肾、调理气血的作用，能够改善因肝气郁结或肾水不足引起的黄褐斑。如果近期情绪波动较大，容易发脾气，还可以在茶中加入一两朵菊花，以舒缓肝气，进一步增强美容效果。

无论是哪种祛斑茶，都可以加入桂枝。因为桂枝具有脱色作用，能有效抑制黑色素的形成，从而帮助淡化面部色斑。

此外，根据个人体质选择适宜的中药茶，也是冬季护肤的好方法。例如，经常生气、性子急的人可以选择玫瑰花、苏子叶泡茶，有助于疏肝解郁；而腰膝酸软、手心发热的人则适合饮用女贞子、何首乌、枸杞等药材泡制的茶，以滋阴补肾、调理内分泌。这些药材每种取10~20克，加入500毫升热水冲泡20分钟左右，一天内分两次饮用即可。

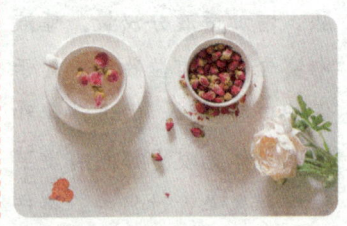